GLÈLÈ Jocelyne Judith Lida

Hygiène des aliments directement consommables dans le marché Arzèkè de Parakou en 2018

Éditeur: Upway Books
Auteur: GLÈLÈ Jocelyne Judith Lida
Titre: Hygiène des aliments directement con-sommables dans le marché Arzèkè de Parakou en 2018
ISBN: 978-1-918667-66-0
Couverture réalisée sur: www.canva.com

contact@upwaybooks.com
www.upwaybooks.com

Table des Matières

Dédicaces

À l'Éternel des armées

SEIGNEUR,

Comment ne pas t'exalter

Comment ne pas t'adorer

Quand je pense à mon parcours et tout ce que j'ai

enduré, je mets genoux à terre pour te rendre grâce.

Mon DIEU, je me remets à toi pour le reste du challenge. AMEN

Remerciements

- **À ma famille**

Ce travail est le couronnement de vos sacrifices. Cher époux, enfants, géniteurs et collatéraux, je vous suis très reconnaissante. Puisse l'éternel vous combler de sa bonté et vous donner la connaissance, la sagesse et une santé robuste. Amen

- **À la 3ème promotion Master en Promotion de la santé**

Chers collègues, merci pour les moments passés ensembles. Brillante carrière.

- **À mes cadets du cycle Master en Promotion de la santé**

Courage et persévérance.

- **Au personnel enseignant de l'ENATSE**

Chers enseignants, vous n'avez ménagé aucun effort pour nous transmettre le savoir. Soyez fiers d'avoir formé des disciples et trouvez en cette occasion solennelle, l'expression de ma considération.

- **Au personnel administratif et de soutien de l'ENATSE**

Sans vous, ma formation n'aura pas été sans difficultés. Recevez toute ma gratitude.

- **À tous ceux qui ont participé à cette étude**

Vous avez consacré votre temps pour m'entretenir et m'éclairer dans le monde des aliments directement consommés dans le marché Arzèkè. Sans votre collaboration, ce travail n'aurait pas été un succès. Merci infini.

- **Aux partenaires CINOP/ NICHE/BEN**

Grâce à votre soutien, je jouis d'un statut social plus élevé et je prétends être en meilleure santé mentale que ceux qui sont juste au-dessous de moi et ainsi de suite jusqu'au bas de l'échelle. Merci infini.

Je tiens à exprimer ma profonde gratitude à mon cadet et confrère, Ange-Marie Nicodème ESSE, dont le précieux soutien, la bienveillance et l'entremise ont été le déclencheur de la publication de cet ouvrage. Grâce à son aide dans la mise en relation avec mon éditeur, ce travail de recherche sur l'hygiène des aliments directement consommables dans le marché Arzèkè de Parakou a pu voir le jour sous forme d'ouvrage.

Hommages

❖ **Au président du jury**

Vous nous faites un immense honneur en acceptant de présider le jury de cette soutenance malgré vos multiples occupations. Nous restons persuadés que vos conseils et recommandations nous aideront à parfaire ce travail. Qu'il nous soit permis de vous exprimer notre reconnaissance et notre respectueux hommage.

❖ **Aux membres du jury**

Vous avez accepté siéger dans notre jury nonobstant votre emploi du temps. Soyez rassurés que vos conseils, vos critiques et suggestions seront pris en compte pour l'amélioration de ce travail. Sincères reconnaissances.

❖ **À mes maîtres de mémoire**

- **Pr Adoukonou Thierry**

Très cher maître, malgré vos multiples occupations, vous avez accepté diriger ce travail. Votre bienveillance et votre rigueur scientifique ont fait de vous un maître admiré. Nous vous exprimons toute notre gratitude. Que le tout puissant vous aide dans vos entreprises. Hommages respectueux.

- **Dr Agonnoudé Maurice**

L'humilité et la rigueur dans le travail forcent notre admiration. Vous n'avez ménagé aucun effort pour codiriger ce travail malgré vos multiples sollicitations. Vous nous avez aussi beaucoup enseignés durant les quatre (04) semestres de la formation Master et, nous ne saurions vous remercier. Hommages respectueux.

❖ **Au Pr Houéto David**

Très cher maître, votre spontanéité, votre rigueur scientifique et votre disponibilité sont des qualités qui nous ont permis de retenir de vous, l'image d'un maître exemplaire Veuillez trouver en cette occasion solennelle, l'expression de notre haute considération.

Liste des sigles et abréviations

ABSSA	:	Agence béninoise pour la sécurité sanitaire des aliments
AOT	:	Autorisation d'occupation temporaire
ATDA-4	:	Agence territoriale de développement agricole, pôle 4
CAMES	:	Conseil Africain et Malgache pour l'Enseignement Supérieur
CHD	:	Centre Hospitalier Départemental
CPS	:	Centre de Promotion Sociale
CDSS	:	Commission des déterminants sociaux de la santé
CINOP	:	Centre d'innovation pour l'éducation et la formation
CSDH	:	Commission on Social Determinants of Health
DANA	:	Direction de l'alimentation et de la nutrition appliquée
DDAEP	:	Direction départementale de l'agriculture, de l'élevage et la pêche
DDS/Borgou	:	Direction départementale de la santé/ Borgou
ENATSE	:	École Nationale des Techniciens Supérieurs en santé publique et en Surveillance Épidémiologique
FAO	:	Food and Agriculture Organization
FCFA	:	Franc des Colonies Françaises d'Afrique
FG	:	Focus Group
INSAE	:	Institut National de la Statistique et de l'Analyse Économique
MAPAQ	:	Ministère de l'Agriculture, des Pêcheries et de l'Alimentation du Québec
MD	:	Medical doctor
MPH	:	Master of public health
MSc	:	Master of science
NICHE/BEN	:	Initiative néerlandaise
OMS	:	Organisation Mondiale de la Santé
PED	:	Pays en développement
PhD	:	Philosophiae Doctor
Pr	:	Professeur
SIDA	:	Syndrome d'immunodéficience acquise
SONEB	:	Société Nationale des Eaux du Bénin
STEP	:	Station d'Épuration des Eaux Pluviales
WHO	:	World Health Organization

Liste des tableaux, figures et planches

Liste des tableaux

Liste des figures

Liste des planches

Introduction

« La santé est engendrée et vécue dans les divers cadres de la vie quotidienne : là où l'on apprend, où l'on travaille, où l'on joue et où l'on aime» [1, p2]. Les lieux de travail y compris les marchés sont des milieux de vie où les gens qui y travaillent, passent la majeure partie de leur temps. Ils ont besoin de se nourrir plusieurs fois par jour pour maintenir leur santé. En absence d'une restauration collective, les travailleurs s'abonnent à la restauration populaire qui peut être une source de maladies du fait de son inorganisation et de l'absence de contrôle de la qualité des aliments vendus [2, 3]. Le marché Arzèkè de Parakou en est un. Les aliments directement consommables sont facilement accessibles et constituent une source de revenu importante [4, 5, 6].Toutefois, ils ne répondent pas généralement aux normes d'hygiène appropriées et causent des nuisances aux consommateurs. Pour cela, nous avons initié une étude intitulée : Hygiène des aliments directement consommables dans le marché Arzèkè de Parakou en 2018.

I- Problématique

1-1- Énonce du problème

1-1-1- Origine du projet de l'étude

Une étude préliminaire sur « l'environnement favorable à la santé, la nutrition et l'éducation générale et/ou spécifique » avait révélé en 2016, l'insatisfaction des consommateurs sur l'hygiène des mets vendus dans le marché Arzèkè d'autant plus qu'ils sont parfois contraints de faire de l'automédication pour prévenir les troubles gastriques et intestinaux et dans le cas échéant consulter un agent de santé. D'autres problèmes de santé avaient été aussi identifiés. Dans l'impossibilité de résoudre, seule et à la fois tous les problèmes, une deuxième enquête avait permis de les hiérarchiser avec la pleine participation des concernés. La plupart des enquêtés déclaraient avoir parfois des symptômes digestifs à type de diarrhée aigüe (aqueuse ou sanglante), constipation, nausées, vomissements, douleurs abdominales voire la fièvre quelques heures après consommation. Pour cela, ils prenaient à titre préventif soit de la *Tétracycline*, de la *Ciprofloxacine*, du *Métronidazole* ou des *médicaments dont ils ignoraient le nom.* L'utilisation incontrôlée des antibiotiques expose la communauté à des résistances microbiennes aux antibiotiques dont les conséquences seront plus dramatiques pour les populations locales, nationales et mondiales (prolongation des hospitalisations, augmentation des dépenses médicales et hausse de la mortalité) [7, 8, 9]. Les antibiotiques utilisés anarchiquement favorisent la croissance de bactéries supplémentaires qui résistent à ces antibiotiques d'où le risque d'une infection ultérieure difficile à traiter et l'altération du microbiome qui est l'effet barrière qui nous protège contre les infections. Le manque d'hygiène des aliments avait été retenu comme prioritaire grâce au « Classement par ordre de grandeur ».

1-1-2- Formulation du problème

En Afrique subsaharienne, l'alimentation de rue permet à 80% des populations urbaines surtout les fonctionnaires, les élèves, les artisans, les étudiants, etc. de s'alimenter facilement et à moindre coût engendrant fréquemment des problèmes de santé [10, 11, 12, 13]. Au Bénin, une recherche ayant pour but d'étudier les possibilités de contamination de quelques aliments de rue prélevés chez les vendeurs dans la ville de Cotonou avait révélé la présence de germes pathogènes dans les aliments, qu'ils soient vendus en ambulatoire (77% de germes), en vente semi-fixe (33%), ou par des vendeurs fixes (26%) [13]. Dans le marché Arzèkè de Parakou, ce mode de vente de nourriture est récurrent. La police sanitaire qui sensibilisait de temps en temps la population à l'adoption de bonnes pratiques d'hygiène alimentaires est devenue de plus en plus rare. Les autorités politiques et sanitaires prennent des mesures en aval (dotation des centres de santé et hôpitaux en matériels et consommables médicaux) plutôt qu'en amont. Elles traitent beaucoup plus les conséquences de la mauvaise hygiène des aliments que la source du problème. Les moyens quasiment insuffisants et inefficaces sont déployés au sein des établissements de santé pour la prise en charge des maladies sans jamais améliorer les indicateurs de santé (mortalité, espérance de vie, etc.). La problématique que pose l'hygiène des aliments est complexe et multisectorielle. Actuellement, aucune action en amont n'est entreprise pour faire face au problème en cause. Si rien n'est fait, nous allons assister impuissants, non seulement à des cas de toxi-infections-alimentaires collectives (TIAC) soignés quotidiennement par l'automédication avec risque de résistances microbiennes aux antibiotiques, mais aussi à la démotivation des travailleurs de ce marché, à la baisse de la productivité, à la nuisance de l'économie et du développement national et à l'alourdissement de la charge de travail dans les formations sanitaires.

En quoi l'hygiène manque-t-elle autour des aliments directement consommables dans le marché Arzèkè de Parakou ? Quelle est l'implication des vendeurs dans le manque d'hygiène des aliments ? Sont-ils conscients de l'impact de leur comportement sur la santé des consommateurs et sur leur propre santé ? Que devraient faire les autres acteurs concernés par le problème en cause ? Existe-t-il des textes qui réglementent la vente des aliments directement consommables et l'attribution de place pour cette activité dans le marché ? Comment le marché devrait être organisé pour permettre aux usagers de mieux se restaurer ? C'est pour répondre à ces préoccupations, que la présente étude est intitulée : Hygiène des aliments directement consommables dans le marché Arzèkè de Parakou en 2018.

1-2- Hypothèses de recherche

Pour mener cette étude nous avions émis les hypothèses suivantes:

- Les déterminants sociaux de la santé tels que l'environnement physique (cadre de vente, cadre de vie) et social (perceptions, connaissances des acteurs du marché sur les 5 clefs de l'OMS pour les aliments plus sûrs, les conséquences de la mauvaise hygiène des aliments sur la santé humaine), les comportements et habitudes de vie (manipulation, conservation et distribution des aliments) et l'organisation du système de santé, favorisent le manque d'hygiène des aliments.
- Les déterminants sociaux des inégalités sociales de santé (position socio-économique et contexte socio-économique et politique) engendrent le manque d'hygiène des aliments.
- L'absence d'approche de la promotion de la santé (collaboration intersectorielle, implication/participation des individus à toutes les étapes des projets de développement local pour leur autonomisation et l'action sur les déterminants de la santé) favorise le manque d'hygiène des aliments directement consommables.

1-3- Objectifs de l'étude

1-3-1- Objectif Général

Étudier l'hygiène des aliments directement consommables dans le marché Arzèkè de Parakou en 2018.

1-3-2-Objectifs Spécifiques

- Décrire la procédure légale pour exercer l'activité de vente des aliments directement consommables et celle en vigueur dans le marché Arzèkè ;
- Identifier le système mis en place par les autorités en charge du marché pour contrôler la qualité et la sécurité sanitaire des aliments directement consommables qui y sont vendus ;
- Identifier les perceptions des acteurs du marché sur la qualité et l'hygiène des aliments vendus, leurs connaissances sur les cinq clefs de l'OMS pour les aliments plus sûrs ainsi que les conséquences sanitaires pour l'homme ;
- Identifier, ensemble avec les parties prenantes impliquées, les leviers actionnables pour la résolution du problème de l'étude.

II- Généralités

La complexité du problème à l'étude nécessite la définition d'un certain nombre de concepts pour une meilleure compréhension. Nous aborderons ensuite l'intérêt du sujet, le rappel clinique des conséquences de la consommation des aliments de mauvaise hygiène et le rappel historique de la santé et ses déterminants.

2-1- Définition des concepts

Selon le Larousse, **l'aliment** est une substance habituellement ingérée par un être vivant et lui fournit les matières et l'énergie nécessaires à sa vie et à son développement [14]. C'est aussi une substance comestible simple ou composé, cru ou cuit, possédant des propriétés organoleptiques et jouant des rôles dans l'organisme. Il doit être consommé à l'état sain pour l'entretien de la vie, et non pas pour enlever la substance de la vie.

L'hygiène des aliments (Food hygiene) est l'ensemble des conditions et mesures nécessaires pour assurer la sécurité et la salubrité des aliments à toutes les étapes de la chaîne alimentaire. Elle ne doit pas être confondue avec « **l'hygiène alimentaire** » qui est une expression médicale désignant le choix raisonné des aliments (nutrition, diététique) pour maintenir une bonne santé [15]. Dans un marché comme Arzèkè à Parakou, il y a plusieurs catégories d'aliments. Parmi elles, on retrouve **les aliments directement consommables** qui sont des mets préparés par les vendeurs eux-mêmes, cédés à la clientèle dans le marché et qui ne pourront plus subir d'autre cuisson avant d'être ingérés. C'est cette catégorie d'aliments qui est concernée par la présente étude. Dans la littérature, elle correspond à l'aliment de rue ou aliment hors du domicile [3, 10, 11, 16, 17]. Dans ce marché, le manque d'hygiène des aliments pose des problèmes de santé aux consommateurs. Le respect de l'hygiène est indispensable pour assurer la sécurité et la salubrité des aliments.

La salubrité des aliments est l'assurance que les aliments, lorsqu'ils sont consommés conformément à l'usage auquel ils sont destinés, sont acceptables au sens sanitaire pour la consommation humaine (ni mauvaise odeur, ni altérations…) [15].

La sécurité des aliments (Food safety) se définie par l'assurance que les aliments ne causeront pas de dommage au consommateur quand ils sont préparés et/ou consommés conformément à l'usage auquel ils sont destinés [15]. Elle comprend un certain nombre de bonnes pratiques à suivre lors de la manipulation des aliments dans le but de prévenir des atteintes potentielles à la santé (Salmonelloses, etc.). Ces pratiques sont consignées dans les **guides de bonnes pratiques** qui sont des outils professionnels élaborés par métiers et, détaillent les éléments de maîtrise de l'hygiène, les éléments de surveillance, les processus de fabrication en relation avec les dangers de ces types de préparations de même que les modes de contrôle adaptés [18]. La sécurité des aliments s'oppose à la **sécurité alimentaire** (Food Security) qui est une expression désignant la sécurité des approvisionnements alimentaires en quantité et en qualité [15]. C'est aussi l'accès physique et économique à tous les êtres humains et à tout moment d'une nourriture suffisante, saine et nutritive leur permettant de satisfaire leurs besoins énergétiques et leurs préférences alimentaires pour mener une vie saine et active [19]. La pratique des préparateurs d'aliments directement consommables peut être améliorée grâce à l'intégration de la promotion de la santé.

La promotion de la santé est le processus qui confère aux populations les moyens d'assurer un plus grand contrôle sur leur propre santé, et d'améliorer celle-ci [1]. Ce processus passe, entre autres, par l'action sur les déterminants de la santé (instruction, éducation pour la santé, littératie en santé, etc.), l'implication/participation des individus à toutes les étapes de planification des projets de développement local les rendant autonomes et la collaboration intersectorielle.

Les déterminants de la santé sont des facteurs personnels, sociaux, économiques et environnementaux qui déterminent l'état de santé des individus ou des populations [20].

L'éducation pour la santé est un ensemble de méthodes et de démarches pédagogiques et de communication parmi d'autres (diagnostics des besoins, planification…) au service de la promotion de la santé et de la prévention, pour accroître l'autonomie, la capacité de faire des choix favorables à la santé, - en respectant la liberté, en promouvant la responsabilité des personnes, - en développant les connaissances et les compétences, - en favorisant l'estime de soi et l'attention aux autres [21]. En d'autres termes, c'est mettre l'individu ou le groupe au centre du problème, se placer du côté des causes plutôt que des conséquences pour pouvoir agir, être à l'écoute des besoins et des attentes et de travailler avec ceux qui ont une responsabilité sur les conditions de vie des populations pour agir sur les environnements, les habitudes de vie et les comportements.

La littératie en santé désigne la capacité d'accéder, de comprendre, d'évaluer et d'appliquer l'information de manière à promouvoir, à maintenir et à améliorer sa santé et celle de son entourage dans divers milieux au cours de la vie [22].

L'autonomisation : Selon Robertson A. et al. 1994 cités dans Houéto D et Laverack G. [42], le pouvoir est la « *capacité d'un individu ou d'une communauté à prévoir, contrôler et participer au développement de son propre environnement* ». L'autonomisation est alors « *le processus par lequel des individus et des communautés disposent des conditions nécessaires pour prendre un tel pouvoir et d'être réellement acteurs de la transformation de leur vie et de leur environnement* ». En d'autres termes, selon Arole R. et al. 2004 cités par les mêmes auteurs, l'autonomisation reconnaît que les individus comprennent leurs propres besoins mieux que quiconque. Chacun possède des atouts sur lesquels bâtir et, l'expérience personnelle et le savoir sont valides et utiles pour exercer son pouvoir et améliorer ses conditions de vie.

La participation : D'après Laverack G. et al. 2001 puis Okanurak K. et al. 1996 cités dans Houéto D et Laverack G [42], la participation en tant que processus contribue au renforcement du pouvoir de la communauté. Elle doit amener à ne plus « faire pour », mais « faire avec » les populations dans une participation-négociation à tous les niveaux de la démarche. Sous cet angle, la participation communautaire conduit à l'autonomisation qui va permettre aux individus et aux communautés de « prendre le pouvoir » et d'être réellement acteurs de la transformation de leur vie et de leur environnement

La collaboration intersectorielle s'explique par le fait que les acteurs se rejoignent sur des aspects donnés bien précis et entreprennent une certaine collaboration, souvent sur le terrain sans aucune concertation au moment de l'élaboration des projets respectifs ayant pour cibles les mêmes communautés, chacun gardant sa méthode de travail qui lui est propre [23, 24]. L'étude de l'hygiène des aliments dans le marché Arzèkè nécessite de faire une recherche participative à base communautaire dans la perspective d'une action visant les déterminants sociaux des inégalités sociales de santé.

La recherche participative à base communautaire repose sur le principe que les acteurs du manque d'hygiène des aliments ont le droit à l'information et de participer aux prises de décisions qui affectent leur existence. L'un des outils de ce type d'étude est la vidéo participative [25].

La vidéo participative est un moyen très puissant qui permet à un groupe ou une communauté de créer non seulement son propre film afin de prendre des mesures pour résoudre ses problèmes mais de communiquer ses besoins et idées aux décideurs et/ou à d'autres groupes et communautés. Elle est le plus souvent utilisée comme un outil de plaidoyer pour aider des groupes marginalisés à avoir la parole dans les prises de décision qui affectent leurs vies [25].

Les déterminants sociaux de la santé sont des conditions sociétales dans lesquelles les individus naissent, grandissent, vivent, travaillent et vieillissent ainsi que les mécanismes mis en place pour faire face à la maladie. Ils regroupent les facteurs sociaux, politiques, économiques, environnementaux et culturels qui ont une forte influence sur l'état de santé et sont à l'origine d'une grande partie des inégalités sociales de santé entre pays et dans les pays [26].

Les inégalités sociales de santé peuvent être définies comme « toute relation entre la santé et l'appartenance à une catégorie sociale » [27]. Elles sont évitables et ne relèvent pas seulement de la biologie, mais des déterminants socialement construits.

La santé est la mesure dans laquelle un groupe ou un individu peut d'une part, réaliser ses ambitions et satisfaire ses besoins et, d'autre part, évoluer avec le milieu ou s'adapter à celui-ci [1]. C'est une ressource de la vie quotidienne, et non un but de la vie.

Les politiques publiques sont des lois et règlements pris dans un secteur autre que celui de la santé dans un pays. Elles sont aussi faites d'activités orientées vers la solution des problèmes publics dans l'environnement par des acteurs politiques dont les relations sont structurées, le tout évoluant dans le temps. Elles doivent être favorables à la santé de la communauté [28].

La mobilisation sociale : C'est une activité organisée dans le but d'utiliser le pouvoir et l'influence de la société pour traiter un problème ou une préoccupation. Elle se fait à travers des publicités médiatiques sur un problème de santé publique entrainant souvent des actions des groupes sociaux et des leaders. L'accroissement de l'attention du public peut conduire à une large distribution de l'information à travers les différents groupes socioéconomiques.

La médiation : C'est un processus par lequel les différents intérêts (personnels, sociaux et économiques) des individus, des communautés et des différents secteurs (public et privé) sont conciliés d'une façon qui assure la promotion et la protection de la santé. Souvent, les conditions de vie et les comportements des individus génèrent des conflits entre les différents secteurs et intérêts d'une population. L'élimination de ces conflits amène les gens de tous milieux à intervenir en tant qu'individus, familles et communautés pour mener des actions de sensibilisation de la santé. Les groupements professionnels et sociaux, tout comme les personnels de santé, sont particulièrement responsable de la médiation entre les intérêts divergents, en faveur de la santé [1].

Le plaidoyer (Advocacy) : C'est une argumentation en faveur d'une opinion, d'une personne ou d'un problème à la prise en compte de tous les aspects concourant à la santé de la communauté et des individus en direction des autorités chargées de prendre des décisions dans les politiques publiques. Faudra-t-il noter que les facteurs politiques, économiques, sociaux, culturels, environnementaux, comportementaux et biologiques peuvent tous intervenir en faveur ou au détriment de la santé. La démarche de promotion de la santé tente de rendre ces conditions favorables par le biais de la promotion des idées [1].

2-2- Intérêt du sujet

L'étude de l'hygiène des aliments directement consommables dans le marché Arzèkè de Parakou en 2018 permettra :

- d'une part, aux principaux acteurs d'être au cœur du problème en cause, de le résoudre eux-mêmes et de pérenniser les actions à entreprendre ;
- d'autre part, de connaître plus spécifiquement ce qui entretient le manque d'hygiène des aliments dans le marché Arzèkè de Parakou pour l'amélioration de la pratique des vendeurs d'aliments directement consommables (pertinence pratique) ;
- aux responsables et aux décideurs politico administratifs de prendre des mesures en vue de réorganiser le marché pour la santé et le bien-être des usagers (pertinence sociale).

2-3-Rappel clinique

Plusieurs travaux ont montré que le secteur de l'alimentation de rue offre des aliments qui sont responsables d'épidémies microbiennes et d'intoxications alimentaires [13, 17, 29, 30, 31, 32, 33]. Ces principales maladies sont les salmonelloses, le choléra, les hépatites et la shigellose. Le tableau I présente les conséquences de la consommation des aliments de mauvaise hygiène.

Tableau I : Conséquences de la consommation des aliments de mauvaise hygiène

Maladies	Germe et réservoir	Signes cliniques	Prévention
Salmonellose	Entérobactéries du genre salmonella [34]. Réservoir principal : Homme. Réservoirs secondaires : Boues d'épuration, aliments d'origine animale ou végétale, fruits et légumes [31].	* Incubation -gastro-entérites : 1 à 2 jours, dépend de la dose ingérée, de la santé de l'hôte et des caractéristiques de la souche de salmonella [31, 34]. -fièvres typhoïdes et paratyphoïdes : 1 à 3 semaines. * Signes -fièvre, diarrhée, douleurs abdominales (Salmonellose en général) -céphalées, l'anorexie et abattement s'ajoutent (fièvre typhoïde et paratyphoïde). *Complications : intestinales, cardiaque, nerveuses (Gastro-entérites, fièvres typhoïdes et paratyphoïdes.	*Mesures générales [31, 34, 35, 36, 37, 38] -surveillance épidémiologique ; -lutte contre le péril fécal ; -traitement des eaux usées ; -contrôle des zones de récolte ; -pasteurisation des aliments (beurre et lait en particulier) ; -bonne cuisson des aliments ; -amélioration de l'accès à l'eau potable ; -respect des mesures d'hygiène. *Mesures spécifiques : -vaccins bivalents 01 et 0139 contre le choléra [35] mais n'induisent pas une protection de longue durée. -vaccin anti typhoïdique [34] avec effet protecteur de 03 ans.
Choléra	Bactéries sérogroupes 01 et 0139 de l'espèce Vibrio cholerae [35, 36]. Réservoir : Homme-environnement Transmission : oro-fécale	*Incubation : quelques heures à quelques jours [48]. *Signes : violentes diarrhées, vomissements, sans fièvre. déshydratation (perte d'eau et d'électrolytes, 15 litres par jour).	-pas de vaccin à ce jour contre les hépatites A, E et C [37].

Hépatites	Virus A, B, C, D et E. Transmission :Féco-orale (Hépatites A et E) ; parentérale (Hépatites B et C) [37].	*Incubation : plusieurs semaines [37]. *Signes : jaunissement peau et yeux (ictère), urines foncées, selles décolorées, fatigue extrême, nausées, vomissements, douleurs abdominales. *Complications : cirrhose et cancer du foie
Shigellose (dysenterie bacillaire)	Bactéries(Shigella) Réservoir : Homme Transmission : Féco-orale [30, 34, 38].	*Incubation : brève *Signes : début brusque par douleurs abdominales, vomissements, épreintes, émission permanente de selles innombrables (jusqu'à 100 par 24h), glairo-sanglantes et purulentes, voire parfois hémorragiques [34, 38], hyperthermie, altération de l'état général.

2-4-Rappel historique de la santé et ses déterminants

Selon le rapport Lalonde [39] et, plus tard, la commission Rochon [40], l'état de santé d'une population est le résultat dynamique de l'interaction de quatre grandes catégories de facteurs constituant les déterminants de la santé à savoir les facteurs biologiques, les habitudes de vie et les comportements, les conditions environnementales et l'organisation du système de soins. L'élargissement des déterminants agissant sur la santé influence des décisions qui permettent d'aller plus loin dans les actions. Si l'absence de maladie et le recul de la mortalité sont les préoccupations premières des services de santé et des programmes de santé publique, l'organisation de ces services ne suffit pas à améliorer la santé et le bien-être. Ceux-ci se détériorent ou s'améliorent selon un ensemble d'interactions complexes entre plusieurs déterminants tant personnels que sociaux et environnementaux. Une bonne santé repose non seulement sur l'existence d'un système de santé de qualité (universel, complet, équitable, efficace, répondant aux besoins et accessible) mais aussi sur le dialogue avec d'autres acteurs des secteurs dont les actions ont des conséquences importantes sur la santé [41]. Pour Virchow cité dans Houéto D et Laverack G. [42, p40], « *les maladies infectieuses ou chroniques sont des événements physiologiques qui surviennent et tirent leur sens ou leur importance des contextes sociaux et politiques particuliers... Leur prévalence a diminué considérablement dans les pays industrialisés à la fin du siècle dernier, une transition due en grande partie aux changements sociaux et politiques* ».

III- Revue de littérature

Les aliments vendus sur la voie publique tout comme dans les marchés continuent de causer des problèmes de santé aux consommateurs dans les pays en développement. Ils sont exposés à la poussière et aux mouches qui véhiculent une multitude de micro-organismes nuisibles à la santé humaine. Les aliments ainsi exposés souffrent d'un manque d'hygiène responsable de nombreuses maladies. La revue de littérature abordera la contamination des aliments, les dispositions légales et les recommandations de l'OMS sur l'hygiène des aliments, la distribution des aliments dans les marchés publics en pays développés, les enjeux socio-économiques des maladies d'origine alimentaire, l'apport de la promotion de la santé pour la résolution du problème en cause.

3-1- Contamination des aliments

Partout dans le monde il y a des poussières en suspension dans l'air qui provoquent différents types de nuisances à l'homme et sont toxiques selon leur nature et leurs dimensions [43]. Ce sont des particules les plus fines, de dimension comprise entre 0,3 et 5µm (micromètres) qui contiennent généralement et selon les environnements, de fibres textiles, de poils, des particules de peau et autres phanères provenant des humains ou des animaux familiers, d'insectes morts et spores de moisissures, ainsi que de déchets alimentaires et d'usure de béton, de ciment et de métaux. La poussière transporte des parasites qui se répandent sur les aliments lorsqu'ils ne sont pas protégés [44, 45]. Les aliments peuvent aussi subir une contamination à n'importe quel moment de la production ou de la distribution [46]. À cause des risques toxiques et infectieux engendrés par les modes de préparation, de conservation et de vente des produits, l'aliment vendu dans la rue ou sur les lieux publics a été une source de maladie pour les consommateurs [45, 47]. Plusieurs études ont identifié les facteurs qui contribuent à la contamination des aliments [29, 48, 49, 50, 51]. Ainsi, une forte incidence de coliformes provenait d'alimentation en eau contaminée, des ustensiles de cuisine malpropres et de mauvaise hygiène des mains [48, 50]. De même, la présence d'insectes et d'animaux avait été identifiée dans l'environnement immédiat de la préparation et de la vente des aliments [29]. Les salmonelles ont été identifiées sur des aliments tombés par terre et la manipulation d'aliments par des vendeurs et des consommateurs infectés avait été notifiée. Les aliments étaient parfois mal conservés (20,1 ° C) et certains vendeurs déversaient des eaux usées sur le trottoir ou la chaussée [49]. Aussi, la majorité des manipulateurs d'aliments avait une connaissance insuffisante des températures critiques pour le stockage des aliments prêts à consommer [51]. Certains conservaient des aliments à des températures favorables à la croissance des bactéries (23,0 ° C et 42,2°C) [49]. La température de maintien joue alors un rôle important dans la croissance microbiologique. Les aliments crus et cuits étaient conservés ensembles par des manipulateurs d'aliments qui utilisaient les mêmes ustensiles sans nettoyage intermédiaire et souvent envahis par des mouches et la poussière [29, 50]. La contamination des aliments était possible pendant le service. Lors des opérations de vente, la même main servait alternativement la nourriture et l'argent. Des pièces d'argent sont en mouvement permanent, passant dans tous les environnements et constituent une source de bactéries et donc un risque de contamination des aliments de rue. En somme, la contamination des aliments résulte de la matière première, du matériel de stockage, de transport et de préparation, du milieu et de la méthode de préparation et de distribution ainsi que la main d'œuvre.

3-2- Dispositions légales et recommandations de l'OMS sur l'hygiène des aliments

3-2-1- Loi n°87-015 du 21 septembre 1987 portant code d'hygiène publique au Bénin

Cette loi a prévu certaines dispositions [52]. Les marchés de plein air et les ventes ambulantes doivent être conçus de manière à permettre une protection des denrées contre le soleil et les intempéries ainsi que les poussières, les mouches et autres insectes (Art 46). Les vendeurs et vendeuses des denrées immédiatement consommables (bouillies, pâtes, brochette, gâteau et autres) doivent les protéger de manière adéquate (Art 47).

La manipulation des denrées leur est interdite lorsqu'ils sont susceptibles de les contaminer notamment en cas d'affections cutanées-muqueuses, respiratoires ou intestinales (Art 44). Ainsi donc, ils doivent être soumis à des visites médicales périodiques et à des vaccinations prévues par arrêté du ministre chargé de la santé publique. Les restaurants, gargotes et autres lieux de consommation ouverts au public doivent être tenus propres. Les verres, assiettes, fourchettes et autres couverts doivent être lavés à l'eau savonneuse après utilisation. Les tables doivent être recouvertes de matériaux imperméables et lisses afin de permettre un nettoyage facile et régulier (Art 48). La vente ambulatoire des boissons glacées et autres produits laitiers doit être faite en utilisant les glacières ou engins aménagés de façon à protéger les produits contre toute souillure ou altération (Art 57). Les contrevenants aux dispositions des articles 29 à 57 du présent code seront punis d'une amende de 5 000 à 50 000 FCFA. En cas de récidive, outre les peines ainsi prononcées, il sera ordonné la fermeture du magasin ou du restaurant (Art 156).

3-2-2- Contrôle sanitaire des aliments

L'agence béninoise de sécurité sanitaire des aliments est une institution publique créée par décret n°2011-113 du 08 mai 2012 et rattachée directement au ministère de l'agriculture de l'élevage et de la pèche [53]. Par décret n°2017-433 du 10 août 2017, elle a pour attributions entre autres de [54] :

- conduire les activités de contrôle de la qualité et de sécurité sanitaire des aliments ;
- réaliser des études relatives à l'évaluation de tous risques sanitaires, zoo sanitaires, phytosanitaires et ichtyo-sanitaires ;
- réaliser les contrôles sanitaires et de qualité conformément aux domaines d'habilitation définis par les textes en vigueur ;
- assurer la certification sanitaire des aliments ;
- assurer le rôle de régulateur pour les organes de contrôle relevant de la compétence des autres ministères sectoriels avec lesquels elle établit des conventions de collaborations ;

- fournir aux décideurs des informations et des données pour asseoir les orientations de politiques en matière de gestion des risques.

3-2-3- Acquisition de place dans un marché

Pour acquérir une place dans un marché, il faut avoir une activité et adresser une demande écrite et signée au directeur de la société de gestion des marchés de la commune en précisant le marché désiré et l'activité que l'on veut exercer dans le marché. À Parakou, cette demande est de nos jours formulée à l'autorité municipale [55, 56].

3-2-4- Recommandations de l'OMS

Suite aux risques de contamination, des structures ont été mises en place, dont l'une de leurs attributions est le suivi des denrées alimentaires. Il s'agit de l'OMS et la FAO qui ont beaucoup investigué au plan international dans la sécurité alimentaire et la sécurité des aliments. Ainsi, en 2006, l'OMS avait proposé les cinq (5) clefs pour des aliments sûrs que sont [57] :

1- prendre l'habitude de la propreté ;
2- séparer les aliments crus des aliments cuits ;
3- faire bien cuire les aliments ;
4- maintenir les aliments à une bonne température ;
5- utiliser de l'eau et des produits sûrs

3-3- Distribution des aliments dans les marchés publics en pays développés : Acteurs, rôles et organisation de l'hygiène

En France, la vente ambulante dans les rues ou sur les places est interdite sur le territoire communal hors du périmètre des marchés [58, 59]. Des dispositions légales sont prises et respectées pour apprécier la qualité du commerce, la discipline et l'assiduité du commerçant. La municipalité ou, le cas échéant, le délégataire du marché, doit veiller à ce que les commerçants non sédentaires disposent d'installations adaptées, autrement dit d'un environnement favorable pour exercer leur métier dans des conditions d'hygiène optimales.

En Amérique du Nord, le marché Jean-Talon de Montréal, autrefois marché à ciel ouvert, est aujourd'hui un marché à aire couverte où, toutes les marchandises sont bien disposées sur des étals. On y retrouve un grand nombre de producteurs locaux de fruits et légumes, de commerçants, des artisans, des pâtissiers, des restaurateurs. Ce lieu offre des services journaliers sur plusieurs heures, obligeant les commerçants à y passer la majeure partie de leur temps. Ainsi, le marché dispose sur place des points de restauration collective où les usagers peuvent se restaurer sans danger [60, 61]. En France tout comme au Canada, un commerçant sédentaire ou non sédentaire désirant de vendre ses produits dans une halle couverte ou sur un marché de plein air doit obtenir l'autorisation d'occupation du domaine public (dite autorisation d'occupation temporaire ou AOT) auprès de la commune, précisément la commission chargée de l'attribution des places ou du gestionnaire délégataire, contre paiement d'un droit de place [62, 63]. L'AOT est personnelle et ne peut être cédée à un autre commerçant. Lors d'un changement d'activité, l'autorisation est annulée et une nouvelle demande doit être faite par le nouveau propriétaire ou le repreneur. L'activité commerciale impose une carte commerciale même s'il s'agit d'un commerce ambulatoire. Au Québec, l'obtention d'un permis de restauration est obligation même dans un marché public. La formation en hygiène et salubrité alimentaires est règlementée et obligatoire. Tout exploitant qui prépare des aliments en vue de la vente, qu'il soit titulaire ou non d'un permis du Ministère de l'Agriculture, des Pêcheries et de l'Alimentation du Québec (MAPAQ), est tenu de s'assurer qu'un ou des employés ont reçu une formation et veillent au maintien de l'hygiène et de la salubrité alimentaire. Ainsi, la règlementation vise à améliorer la reconnaissance des situations à risque pour la santé dans la manipulation ou la préparation des aliments et la capacité à déterminer les moyens pour maîtriser les risques [64]. La formation est donnée par des personnes ressources autorisées par le MAPAQ qui a pour mission de veiller à la protection de la santé publique en s'assurant que les lois et règlements en matière d'hygiène et de salubrité soient respectés. Il effectue régulièrement des contrôles dans les établissements alimentaires et s'occupe aussi de gérer les cas de toxi infections alimentaires, les plaintes relatives à l'hygiène et à la salubrité ainsi que les rappels d'aliments, qui constituent un des mécanismes de contrôle visant à favoriser la détection précoce des problèmes et la mise en œuvre rapide d'actions correctrices [65]. Le consommateur n'a pas à s'inquiéter pour sa santé. Si les non-conformités signalées par l'inspecteur au chef restaurateur ne sont pas corrigées, celui-ci peut engager des mesures de nature juridique dès la vérification subséquente. Les inspecteurs effectuent un suivi pour s'assurer que le contrôle des risques est maintenu dans l'établissement de vente de nourriture. La gestion du risque pour la santé des consommateurs s'effectue par des interventions rapides et efficaces et une responsabilisation des intervenants de la chaine bio alimentaire, entre autres des consommateurs. Lorsque le risque est imminent pour la santé du consommateur, l'inspecteur peut ordonner à l'exploitant d'un établissement de cesser ces activités pendant une durée de cinq (05) à trente (30) jours. Le permis peut aussi être suspendu ou annulé et la liste des établissements condamnés est publiée [66].

Des problèmes d'hygiène des aliments se posent alors partout dans le monde. La question est surtout de savoir, malgré le fait que nous n'avons pas atteint les standards des pays développés, comment pouvons- nous faire pour assurer le minimum de sécurité des aliments dans les lieux publics comme les marchés ?

3-4- Enjeux socio-économiques des maladies d'origine alimentaire

L'aliment acheté dans la rue ou consommé dans un lieu public comme le marché représente une part, rarement quantifiée, des apports quotidiens, participant ainsi à la satisfaction des besoins nutritionnels [10]. Cependant il est responsable des maladies d'origine alimentaire constituant ainsi un enjeu de santé publique à grande échelle. Ces maladies sont à forte incidence et sont responsables d'une morbidité importante et d'une mortalité parfois élevée en absence de traitement précoce et efficace [30, 34, 35]. Elles touchent aussi bien les pays en développement que les pays développés et constituent une charge supplémentaire pour les systèmes de santé. Elles affectent toutes les couches sociales et instaurent un cercle vicieux de diarrhée et de malnutrition. Les maladies d'origine alimentaire peuvent avoir des répercussions économiques importantes sur les individus, sur le commerce des aliments, sur les recettes des communes et même sur les pays. Elles peuvent entraîner une perte importante de revenu du fait d'une productivité réduite et des dépenses nécessaires pour les soins médicaux. L'analyse de l'impact économique d'une flambée d'infection à Staphylococcus aureus en Inde avait révélé que près de 40 % du coût total représenté par la flambée avaient été supportés par les personnes touchées [67]. Lorsque les conditions d'hygiène ne sont pas respectées dans les pratiques de restauration dans une commune, cela peut exercer un effet dissuasif sur les clients, et même les touristes. Ainsi donc, l'économie nationale et le développement, du pays sont entravés.

3-5- Apport de la promotion de la santé

Les facteurs en cause dans la genèse d'un problème de santé sont multiples et interactifs [42]. Il s'agit des déterminants de la santé qui influent sur l'état de santé des individus ou des populations (OMS, 1999). Les déterminants socialement construits concernent aussi bien les maladies transmissibles que non transmissibles [68]. Ils induisent l'éclosion et la propagation des maladies d'origine alimentaire. La multiplicité et la complexité de ces facteurs nécessitent une action concertée de tous les secteurs dont les actions influent sur la santé des populations. Ainsi, une collaboration intersectorielle est indispensable pour des interventions réussies et durables [23, 24, 42]. L'approche intersectorielle ou partenariale impliquant la mise en commun des ressources de divers secteurs d'activités a été reconnue pour agir favorablement sur la santé des individus et des collectivités par la concertation de secteurs d'activités interpellés par plusieurs déterminants sociaux de la santé [41, 69]. Les acteurs qui devront intervenir ou susceptibles d'intervenir sont issus des secteurs sanitaires et non sanitaires. La collaboration pour une meilleure santé implique des stratégies tant sur le plan environnemental, social et économique. Elle avait été recommandée lors de la consultation régionale sur les aliments de rue sans danger à Bangkok [70]. L'état de santé, par conséquent, devrait préoccuper les décideurs de tous les secteurs, et pas uniquement ceux impliqués dans les politiques de santé [68]. Les politiques et l'action pour la santé doivent s'orienter vers une prise en compte des déterminants sociaux de la santé afin de s'attaquer aux causes de la mauvaise santé avant que celles-ci ne créent des problèmes [71].

En somme, les études antérieures sur l'hygiène des aliments se sont intéressées à identifier les causes de la contamination des aliments et les différents agents contaminants sans réellement apporter des connaissances sur les facteurs qui engendrent ces causes. Tout comme écrivait Rudolf Virchow cité par Houéto D et Laverack G. [42] : « *Toute maladie a deux causes : l'une pathologique et l'autre politique* ». La présente étude permettra de rechercher la cause des causes qui n'est pas seulement liée aux vendeurs mais aussi aux politiques publiques des autorités en charge du marché ainsi que celles des secteurs concernés, à leur collaboration et à l'action sur les déterminants de la santé. La figure suivante montre le cadre conceptuel de l'étude. Il présente les interactions à prendre en compte pour agir sur l'hygiène des aliments directement consommables. C'est un adapté du modèle de la CSDH/CDSS de l'OMS, 2007.

3-6-Cadre conceptuel

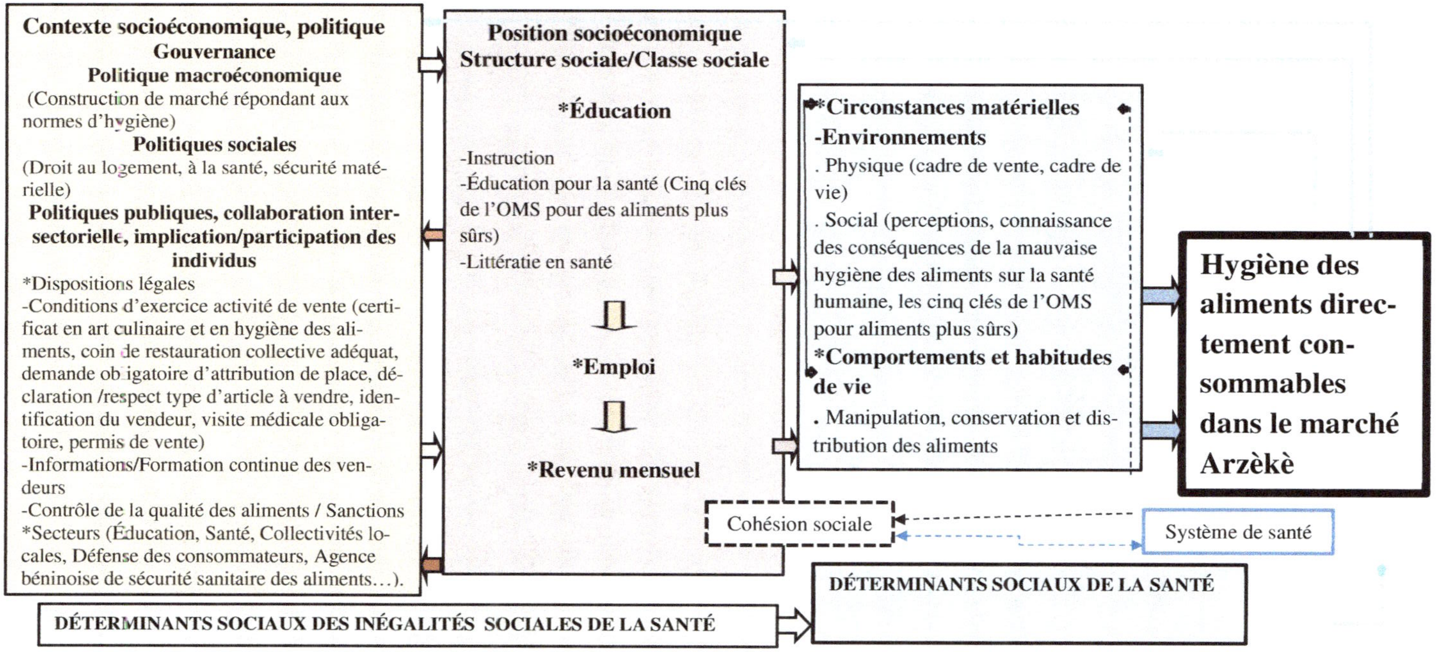

Figure 1 : Cadre conceptuel présentant les interactions à prendre en compte pour agir sur l'hygiène des aliments directement consommables dans le marché Arzèkè de Parakou. Adapté du modèle de la CSDH/CDSS de l'OMS, 2007

3-6-1- Description du cadre conceptuel

Les déterminants sociaux de la santé influencent l'hygiène des aliments directement consommables dans le marché Arzèkè, et interagissent entre eux. Le cadre conceptuel adapté du modèle de la commission des déterminants sociaux de la santé (commission on social determinants of health) distingue trois composantes fondamentales que sont :

-le contexte socio-économique et politique (gouvernance, politique macroéconomique, politiques sociales, politiques publiques et collaboration des secteurs concernés) ;

-la position socio-économique qui regroupe la structure sociale et la classe sociale et qui s'exprime en termes d'éducation, d'emploi et de revenu mensuel ;

-les déterminants sociaux tels que les circonstances matérielles (environnement physique et social), les comportements et les habitudes de vie et le système de santé.

Ces déterminants socialement construits engendrent des inégalités sociales de santé. Les comportements et les habitudes de vie, de même que les environnements sont influencés par l'éducation (instruction, éducation pour la santé et littératie en santé), l'emploi et le revenu mensuel qui sont sous l'influence de la position socio-économique. Les vendeurs ne sont pas les seuls responsables du problème en cause. Leurs comportements et habitudes de vie influencent vice versa l'environnement. L'accès à l'éducation/instruction, à l'information sur la santé ou l'insertion dans les réseaux sociaux sont autant d'éléments qui entrent dans les comportements, au-delà de la seule responsabilité individuelle. L'état de santé des individus est aussi lié, en partie à leur position sociale. Leur catégorie sociale les expose à une combinaison variable de ressources et de contraintes. À chaque position sociale correspond un niveau spécifique de ressources et de contraintes matérielles, comportementales et une exposition à un certain nombre de facteurs de risque. Derrière les déterminants sociaux qui engendrent des inégalités sociales de santé, on retrouve la gouvernance à travers la politique macroéconomique (pour la construction d'un marché favorisant le respect des règles de bonnes pratiques d'hygiène des aliments), les politiques sociales (droit au travail, à la santé, à la sécurité matérielle), les politiques publiques des secteurs concernés et la collaboration entre eux. Les comportements en santé sont aussi influencés par l'environnement créé par les politiques publiques (disponibilité, application et respect des dispositions légales, disponibilité d'une restauration collective adéquate, collaboration entre les secteurs impliqués par le problème en cause, informations et formation continue des vendeurs...). Les inégalités sociales de santé s'amplifient par le fait que les déterminants sociaux de santé varient d'un individu à un autre et que l'hygiène des aliments résulte de la combinaison de plusieurs déterminants sur lesquels il faudra dès lors agir conjointement. Ce qui renvoie in fine à des choix politiques [72, 73].

IV-Cadre et méthodes d'étude

4-1- Cadre d’étude

4-1-1- Bref aperçu du Bénin

Le Bénin est un pays de l’Afrique de l’Ouest dans la zone tropicale entre l’équateur et le tropique du cancer. Il s’étend entre le Niger au Nord et l’Océan Atlantique au Sud. Il est limité au Nord-ouest par le Burkina-Faso, à l’Ouest par le Togo et à l’Est par le Nigeria. D’une superficie de 114.763 Km^2 et une population de 9.983.884 habitants en 2013, le pays dispose au Sud, d’un climat équatorial avec une forte humidité, au centre et au nord, d’un climat tropical avec une saison sèche de Novembre à Avril et une saison des pluies de Juin à Septembre [74]. L’harmattan, vent chaud et sec en provenance du Sahara, souffle sur toute l’étendue du territoire pendant la saison sèche. Le Bénin est subdivisé en douze (12) départements et 77 communes. Parakou est l’une des huit (08) communes du département du Borgou dans laquelle s’est déroulée l’étude.

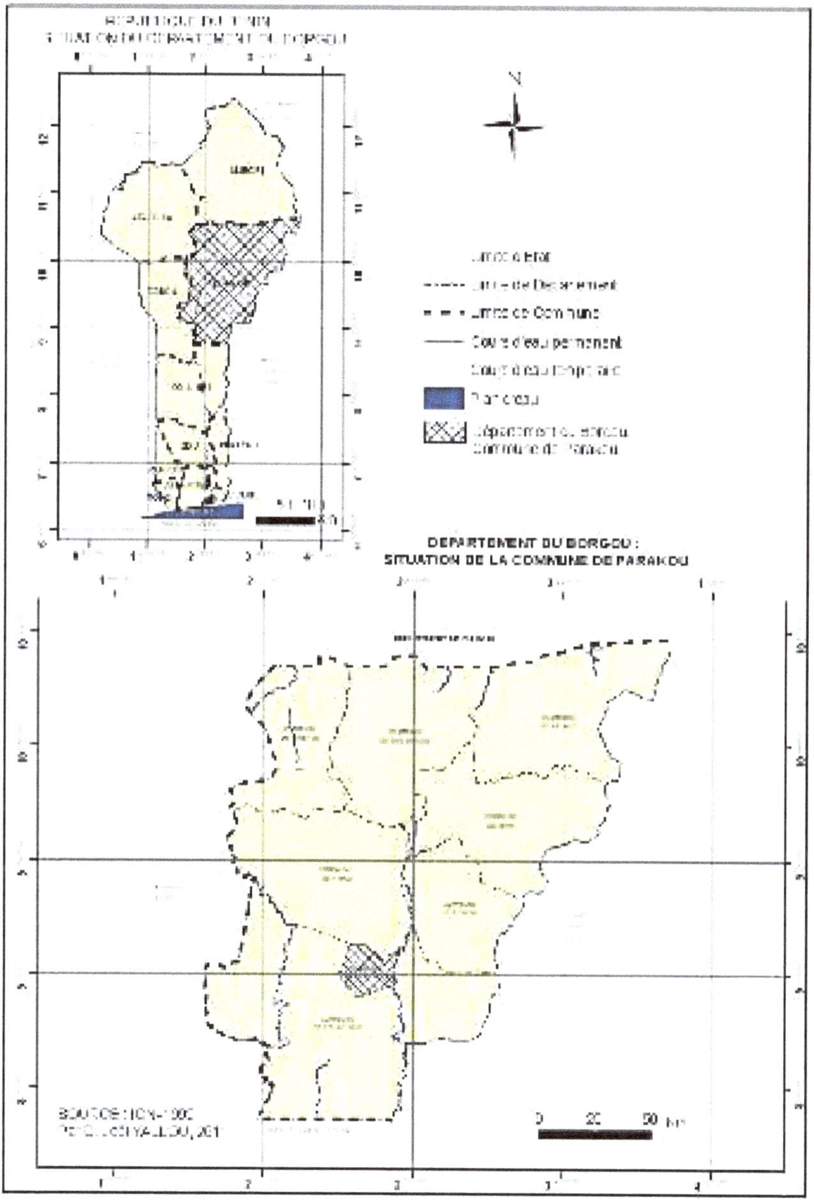

Figure 2 : Situation de la commune de Parakou dans le département du Borgou au Bénin

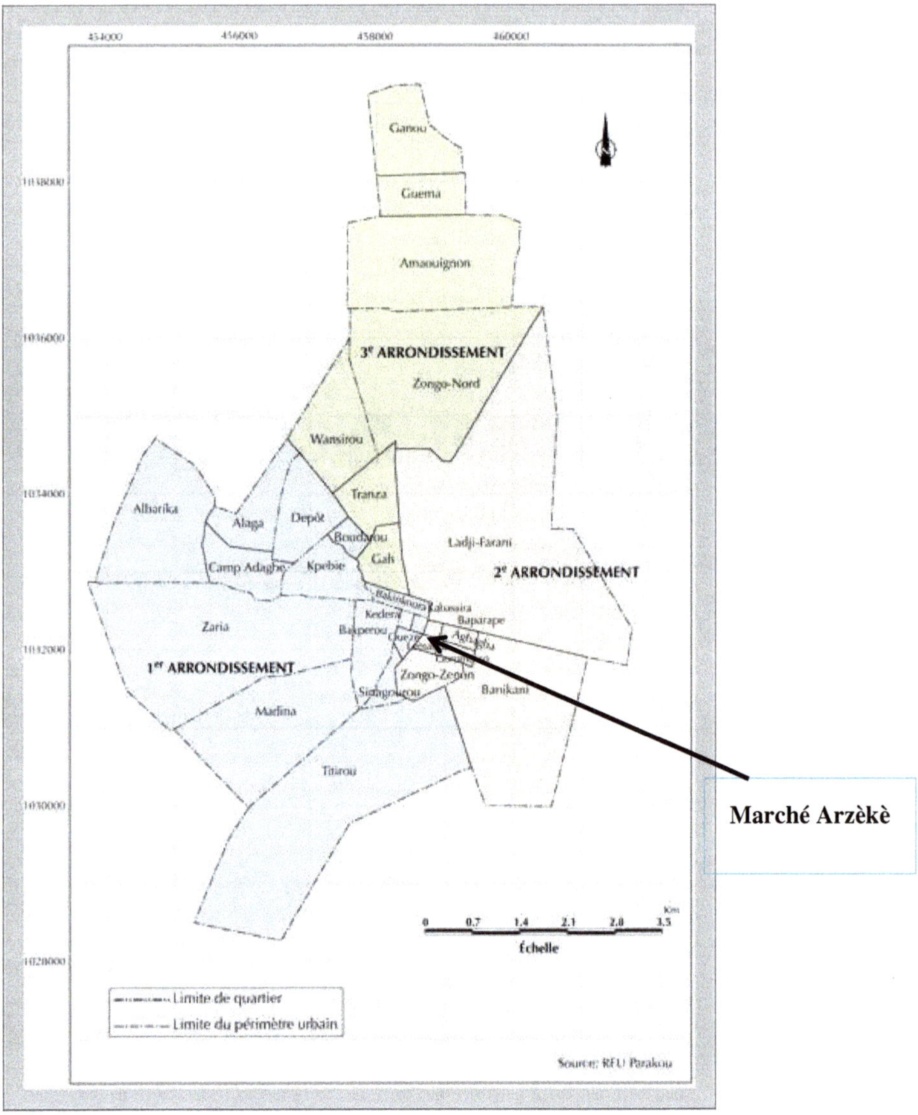

Figure 3 : Situation du marché Arzèkè dans la commune de Parakou

4-1-2-Ville de Parakou

Située dans le septentrion du Bénin, la ville de Parakou est la troisième ville à statut particulier [73, 74]. Elle est limitée au Nord par la commune de N'Dali, au Sud, à l'Est et à l'Ouest par la commune de Tchaourou. Elle se trouve à 9° 21' de latitude Nord, à 2°36' de longitude Est à une altitude moyenne de 350 m et présente un relief assez modeste. Elle présente un aspect vallonné où l'on observe une succession de croupes ayant généralement un sommet arrondi, surtout dans les régions anciennement cultivées. Les sols ont une texture sableuse ou sablo-argileuse d'épaisseur importante (15 à 20 m), faiblement érodés, mais caractérisés par un fort lessivage des minéraux ; ce qui réduit leur fertilité. La commune dispose de plusieurs marchés dont le plus grand est le marché Arzèkè qui constitue notre champ d'étude. Ce marché situé dans le quartier Yébu-béri s'est étendu dans le quartier Yara-Kinnin. Il est d'envergure régionale et enregistre des flux aussi bien en provenance de tout le Nord Bénin que des pays voisins (Niger, Burkina-Faso, Nigéria).

4-1-2-1-Situation sociodémographique

La commune de Parakou avec une population de 255478 habitants (2013), s'étend sur une superficie de 441km^2 dont 66% urbanisée [75, 76]. L'occupation de l'espace municipal est très disparate. En matière d'habitat, la contrainte majeure est l'impraticabilité de certaines voies pour accéder aux habitations surtout dans la périphérie. La plupart des maisons sont en matériaux définitifs. La commune de Parakou abrite plusieurs groupes linguistiques : Batonou (29,4%), Fon (18,7%), Dendi (15,4%), Yoruba (14,9%), Otamari (5,4%), Yom et Lokpa (5,1%), peuhls (4,4%), Adja (2,9%) et autres (3,8%). La population est à prédominance musulmane, Cependant, on y retrouve aussi des chrétiens et des animistes. Les sources d'énergie dans la commune sont l'électricité, les produits pétroliers, le gaz domestique, le charbon de bois, le bois de chauffe (surtout dans les quartiers périphériques).

4-1-2-2-Situation socioéconomique

Les principales activités génératrices de revenu de la population sont l'agriculture, le commerce, l'artisanat et l'industrie. La production agricole annuelle varie selon chaque culture. On y cultive l'igname, le maïs, le sorgho, le mil, l'arachide et le niébé. Le commerce est dominé par l'informel. On y rencontre principalement les artisans de tout genre (production, art, service, construction), les commerçants détaillants (sédentaires ou ambulants) et les transporteurs (deux roues, camions, taxis, etc.).

Dans le marché Arzèkè, les échanges portent sur la production agricole (céréales, tubercules, agrumes, volaille, etc.) et les produits manufacturés.

4-1-2-3-Mode d'approvisionnement en eau

Le réseau hydrographique à l'échelle de la Commune est caractérisé par deux bassins versants que sont le bassin versant de l'Ouémé Supérieur et le bassin versant de l'Okpara. Ces deux bassins fonctionnent par l'intermédiaire des rivières, des ruisseaux ou des affluents de l'Okpara et de l'Ouémé [77]. L'accès de la population à l'eau potable est assuré par la société nationale des eaux du Bénin (SONEB). Le taux actuel de desserte reste encore faible ; 68% des ménages consomment l'eau du réseau de la SONEB (une moyenne de 32 litres/habitant/j). Les quartiers périphériques ont difficilement accès à l'eau courante, le réseau de distribution n'étant pas encore suffisamment étendu. Dans ces quartiers, les populations s'abreuvent à l'eau de puits.

4-1-2-4-Assainissement de base

Dans la commune de Parakou, la problématique de gestion des eaux usées domestiques ressort essentiellement dans les zones très denses autour du marché d'Arzèkè et les zones denses couronnant ce marché où

72% et 64% des ménages rejettent leurs déchets liquides dans les canalisations d'eaux pluviales, les cours ou ruelles [77]. Seules les eaux usées produites par le marché Arzèkè (≥ 35 m3/j) dont 60 % seulement parviennent à la Station d'Épuration (STEP) pour être traitées. L'absence d'entretien au niveau de la STEP qui, non curée, s'envase et ne permet plus d'atteindre les rendements escomptés. Le manque d'entretien des caniveaux et l'absence de traitement font que les eaux usées rejetées impactent directement sur l'environnement des bas-fonds. Seuls 8% des ménages utilisent des fosses septiques et l'assainissement semi-collectif ne concerne théoriquement que les ouvrages publics du marché d'Arzèkè connectés au réseau de la STEP. Dans la zone centrale entourant le marché, près d'un ménage sur trois ne dispose pas d'équipement d'évacuation des excréta. Les toilettes publiques ne sont pas convenablement gérées et 48% des latrines ménagères sont obsolètes (latrines traditionnelles). Les ménages laissent leurs eaux usées et autres déchets se déverser dans la nature où les vendeurs de toute sorte y compris ceux qui vendent la nourriture n'hésitent pas à côtoyer pour faire leur commerce (soit en ambulatoires, en vente semi-fixe ou en vente fixe). Dans la ville de Parakou, 38 % de ménages ne disposent pas d'un ouvrage d'évacuation des excréta. Parmi eux, 27 % pratiquent la défécation à l'air libre ce qui constitue un danger pour la santé des populations. En termes de gestion des ordures ménagères, la ville ne dispose pas encore de décharge finale, si bien que les ordures ménagères s'accumulent au niveau des terrains vagues et des bas-fonds. L'insalubrité, la mauvaise hygiène de l'eau, etc. sont responsables de la prévalence des maladies hydriques épidémiques (choléra, fièvre typhoïde) enregistrées périodiquement.

4-1-2-5-Situation sanitaire

La commune de Parakou dispose en matière d'infrastructures sanitaires publiques :

- d'un Centre Hospitalier Départemental (CHD) universitaire ;
- d'un hôpital d'instruction des armées universitaire ;
- d'un centre de santé de commune ;

- des centres de santé d'arrondissement
- d'un centre de promotion sociale (CPS) qui mène les activités de suivi nutritionnel et de soutien aux indigents.

Il existe aussi des cliniques privées et des cabinets de soins dont certains sont aujourd'hui en voie de fermeture grâce au décret n°2018-034 du 31 janvier 2018 réglementant la délivrance de l'autorisation préalable pour l'exercice en clientèle privé des professions médicales ou paramédicales par un agent public fonctionnaire ou contractuel de l'État ou des collectivités territoriales. En 2016, les affections fréquemment notifiées en consultation et en hospitalisation dans les centres de santé étaient entre autres le paludisme, les infections respiratoires aigües, l'anémie, les diarrhées, autres affections gastro-intestinales, les douleurs abdominales basses [78].

4-1-2-6-Éducation

La préoccupation majeure dans le domaine de l'éducation est relative aux taux de scolarisation qui reste faible. Cette situation s'expliquerait par la pauvreté qui ne permet pas le maintien des enfants dans le système scolaire, l'influence de la religion musulmane où beaucoup de parents optent pour l'enseignement coranique, l'insuffisance des infrastructures, le manque d'équipement et mobilier scolaire. Les ateliers d'artisans jouent un rôle très important dans la formation des jeunes.

4-2-Méthodes

4-2-1-Type d'étude

Il s'agissait une étude d'observation transversale descriptive à visée analytique (recherche participative à base communautaire) qui s'était déroulée du 01er au 22 février 2019.

4-2-2- Population d'étude

La population d'étude a été constituée par trois catégories d'acteurs :

- l'employeur (autorité communale ou son représentant) ;
- la communauté (représentant de l'association de défense des consommateurs, du secteur de la santé et de l'agence béninoise pour la sécurité sanitaire des aliments) ;
- les employés (vendeurs d'aliments directement consommables et vendeurs qui achètent de la nourriture).

L'employeur et les représentants de la communauté ci-dessus cités sont tous des professionnels de la santé.

4-2-2-1-Critères d'inclusion

La population incluse dans l'étude répondait aux critères suivants :

- être vendeur/vendeuse autre que d'étalage de nourriture dans le marché et avoir l'habitude d'y acheter à manger ;
- être vendeur/vendeuse de nourriture dans le marché ;
- être impliqué dans la résolution du problème en cause ;
- avoir donné son consentement pour participer à l'étude.

4-2-2-2-Critère d'exclusion

Nous allons exclure les sujets qui pour une raison quelconque n'auront pas terminé l'entretien ou bien ne se seront pas présentés à la discussion de groupe.

4-2-3- Sélection des participants

Les participants ont été sélectionnés par choix raisonné et avaient donné leur consentement éclairé pour identifier les leviers actionnables. Le raisonnement était basé sur le fait que c'est l'employeur qui décide de la vie de l'organisation (marché) et que la communauté comprend les collaborateurs sans lesquels le problème en cause ne pourra être solutionné. Les employés contribuent quant à eux à l'objectif principal de l'entité et sont les principaux acteurs concernés par le problème en cause. De plus, nous avons sélectionné les personnes ressources (employeur et collaborateurs) impliquées dans le problème en cause. L'échantillon de l'étude n'est pas statistiquement représentatif de la population. Néanmoins, il est représentatif de chaque catégorie d'acteurs pris en compte par l'étude. L'échantillon est composé de vingt-quatre (24) personnes pour les quatre groupes de discussion (vendeur/vendeuse autre que d'étalage de nourriture dans le marché ayant l'habitude d'y acheter à manger et vendeur/vendeuse de nourriture dans le marché) et de neuf (09) répondants dans la catégorie employeur et collaborateurs, soit au total trente-trois (33) personnes.

4-2-4- Thèmes abordés

La vente d'aliments directement consommables dans le marché Arzèkè a été le thème abordé lors des entretiens individuels semi structurés. Il s'est articulé autour de trois composantes que sont :

- contexte socio-économique et politique (gouvernance, politique macroéconomique, politiques sociales, politiques publiques, collaboration intersectorielle et implication/participation/autonomisation des individus) ;
- position socio-économique qui regroupe la structure sociale et la classe sociale et qui s'exprime en termes d'éducation, d'emploi et de revenu mensuel ;
- déterminants sociaux tels que les circonstances matérielles (environnement physique et social), les comportements et les habitudes de vie et le système de santé.

Les sous-thèmes étaient entre autres :

- procédure d'obtention de place et d'autorisation de vente d'aliments ;
- perceptions sur l'hygiène des aliments ;
- causes probables du manque d'hygiène autour des aliments ;

- conséquences du manque d'hygiène des aliments (sanitaire, socioéconomique) ;
- système mis en place pour contrôler la qualité et la sécurité sanitaire des aliments directement consommables ;
- difficultés organisationnelles limitant le respect de l'hygiène des aliments ;
- promotion de l'hygiène des aliments dans le marché.

Étant acteur, il est difficile de percevoir ses écueils. Pour mieux appréhender le problème en cause, la discussion de groupe semi structurée a été faite autour du thème intitulé « Hygiène des aliments directement consommables : perspectives, actions à mener pour l'amélioration ».

4-2-5- Collecte des données

4-2-5-1-Méthode de collecte

Trois méthodes avaient été utilisées à savoir l'observation, l'entretien individuel semi-structuré et la discussion de groupe (focus group) semi-structurée.

4-2-5-2-Outils de collecte

Trois outils correspondant chacun à une méthode de collecte avaient permis le recueil des informations. Il s'agit respectivement d'une grille d'observation du cadre de vente des aliments et du cadre de vie, d'un guide d'entretien individuel semi structuré et d'un guide d'entretien de groupe semi structuré. D'autres outils tels qu'un enregistreur phonique et une caméra avaient été aussi utilisés.

4-2-5-3-Déroulement de la collecte

Nous avons commencé la collecte des données par les entretiens individuels semi structurés et terminé par les focus group. L'entretien/interview individuel semi structuré avait été la méthode pour collecter les informations chez les collaborateurs et l'employeur. Il s'était déroulé sur rendez-vous au lieu choisi et sur le lieu de travail des participants. Ces entretiens individuels semi structurés avaient pour but de permettre aux acteurs impliqués et aux décideurs politico administratifs de s'imprégner davantage du problème en cause afin de prendre des mesures pour y remédier. Parallèlement au déroulement des entretiens individuels semi structurés, nous avons préparé la prise des vidéos par la formation des volontaires et ensuite, pris des photos et vidéos. L'observation avait permis de voir le cadre de vente des aliments en cause, le cadre de vie de quelques vendeurs/vendeuses de nourriture et de réaliser de courtes vidéos et des photographies des aspects dysfonctionnels. Ainsi, nous avons recruté des volontaires (vendeur/vendeuse autre que d'étalage de nourriture dans le marché ayant l'habitude d'y acheter à manger et vendeur/vendeuse de nourriture dans le marché) et formé parmi eux, quatre sur la technique de réalisation des vidéos et des photos avec l'aide d'un photographe professionnel. Ces photos et vidéos avaient servi par la suite comme support de fond aux discussions de groupe semi structurées. Après la réalisation des vidéos et des photos, nous avons fait un débriefing avec les réalisateurs et avons préparé les discussions de groupe. Enfin, nous avons organisé les discussions de groupe avec les parties prenantes. Elles s'étaient déroulées, en français et parfois traduites en langue. Elles avaient été organisées dans la salle de la représentation syndicale du marché et autres endroits choisis par les participants. Elles avaient permis d'échanger avec les vendeurs et acheteurs autour des thèmes bien précis, dans le but de permettre à ces acteurs, de percevoir la réalité, d'apprendre d'eux-mêmes et d'amorcer un début de changement de comportement. Chaque séance était enregistrée pendant 38 à 75 minutes puis retranscrite pour être analysée.

4-2-6- Traitement et analyse des données

Les informations collectées ont été transcrites d'une part grâce au logiciel NVIVO 10 et d'autre part manuellement grâce à une écoute attentive. Elles ont subi une analyse du contenu par regroupement thématique préalablement identifié à partir d'une revue de littérature. Les thèmes se rapportaient aux déterminants sociaux de la santé (l'environnement physique : cadre de vente et cadre de vie, l'environnement social à savoir les perceptions, la connaissance des conséquences de la mauvaise hygiène des aliments sur la santé humaine et les cinq clés de l'OMS pour aliments plus sûrs, les comportements et les habitudes de vie) et aux déterminants sociaux des inégalités sociales de santé tels que la position socioéconomique et le contexte socioéconomique et politique. Le texte et les tableaux sont saisis et réalisés à l'aide des logiciels Microsoft office Word 2013 et Excel 2013.

4-2-7- Considérations éthiques

Notre protocole de recherche était soumis à un jury de la coordination pédagogique de l'École Nationale de Techniciens Supérieurs en santé publique et en Surveillance Épidémiologique (ENATSE) pour validation. Ensuite l'approbation de l'étude a été obtenue de la mairie de Parakou, du département de la santé, de l'agriculture de l'élevage et de la pêche et de l'agence territoriale de développement agricole pôle 4. L'objet de l'étude et les procédures ont été expliqués aux participants puis leur consentement verbal avait été obtenu avant la collecte des informations. Les enquêtés étaient rassurés de l'anonymat et de la confidentialité des informations collectées. Pour ce faire, nous avions fait usage de caractères alphanumériques comme marques d'identification. La fonction des professionnels de la santé pouvant dévoiler leur identité n'a pas été détaillée dans la présentation et l'analyse des résultats. Pour des raisons éthiques, nous avons concédé l'enregistrement écrit à ceux qui ont refusé l'audio. Après le traitement et l'analyse des données, les résultats sont présentés dans les pages suivantes.

V- Résultats

« Va à la recherche des peuples...
commence par ce qu'ils savent...
bâtit sur ce qu'ils ont ».
Ancien proverbe chinois, McFarlane, 1994

La présente étude visait à étudier l'hygiène des aliments directement consommables dans le marché Arzèkè de Parakou en 2018 pour comprendre en quoi elle manquait afin de proposer ensembles avec les acteurs concernés, des actions correctives. Dans cette partie, après avoir fait le point de l'ensemble des participants à l'étude, les résultats seront présentés au regard des objectifs spécifiques tout en nous appuyant sur les composantes du cadre conceptuel qui avaient servi de base aux hypothèses de l'étude. Il s'agit des déterminants sociaux de la santé et des déterminants sociaux des inégalités sociales de santé. Nous finirons par les suggestions formulées par les interviewés pour la résolution du problème de l'étude. Dans le traitement des données, et pour préserver l'anonymat de nos interviewés, nous les avons codés de Répondant 1 à 9 (entretiens individuels dans l'ordre de leur déroulement) et FG 1 à 4 (groupes de discussion dans l'ordre de leur déroulement).

5-1- Point de l'ensemble de l'enquête

Nous avions réalisé une étude sur l'hygiène des aliments directement consommables dans le marché Arzèkè de Parakou qui a porté sur 69 acteurs et personnes impliquées. Dans cette étude, 36 abandons (personnes qui n'avaient pas terminé l'entretien et celles qui ne s'étaient pas présentées) n'ont pas été pris en compte. Ainsi l'échantillon final a été de trente-trois (33) enquêtés soit 47,83% dont neuf (09) professionnels de santé interviewés individuellement et vingt-quatre (24) personnes (consommateurs et vendeurs) réparties en quatre focus group. On note que parmi les neuf (09) professionnels de santé interviewés en individuel, deux (02) ont participé au focus group.

Le tableau II fait le point de l'ensemble de l'enquête.

Tableau II : Point de l'enquête selon les techniques de collecte, le nombre prévu et obtenu

Techniques de collecte des données	Nombre prévu	Nombre réalisé	Taux de réussite
Observation	06	06	100
Entretiens individuels	09	09	100
Entretiens de groupe (FG)	06	04	66,66

Le tableau III fait le point des personnes incluses dans les Focus group.

Tableau III: Point des personnes entretenues en Focus group

Focus group	
Effectif total attendu	60
Abandons	36
Personnes finalement incluses dans les FG	24
Taux de recrutement	40%

Les participants aux entretiens individuels proviennent de différents secteurs. Ceux qui ont participé au Focus group proviennent tous du marché mais appartiennent à différentes catégories. Le tableau IV fait le point des participants aux différentes interviews, le secteur d'appartenance et leur catégorie.

Tableau IV : Répartition des participants selon le type d'interview, le secteur d'appartenance et la catégorie.

Type d'interview	Secteur	Effectif
	Mairie	05
Entretien individuel	DDS/Borgou	01
	ATDA-4 / DDAEP	02
	Défense des consommateurs	01
Focus group	**Catégorie de participants dans le marché**	
1	Consommateurs	10
2	Vendeuses de nourriture	07
3	Vendeurs de nourriture	04
4	Vendeurs de nourriture	03
Total		**33**

Les aliments vendus par groupe de participants se présentent dans le tableau V.

Tableau V : Aliments vendus par groupe de participants

Focus group	Sexe	Aliments
2	Féminin	- Watchin (mélange riz haricot) + friture + poisson + fromage de soja - Wassa-wassa (couscous de cossette d'igname) + friture + poisson - Salade + spaghetti - Pain + mayonnaise + beurre - Limoux (sorte de bouillie consommée frais)
3	Homme	Viande (mouton, bœuf, volailles) grillée ''Tchatchanga''
4	Homme	Café fort et thé chaud, sucré +citron

5-2- Présentation des résultats

5-2-1- Observation

L'observation qui a porté sur l'environnement immédiat de la vente et le cadre de vie des vendeurs, avait permis à certains acteurs volontaires du marché de réaliser quelques photographies et courtes vidéos qui ont guidé les participants à donner leurs perceptions sur la qualité et l'hygiène des aliments vendus et à se prononcer sur les conséquences sanitaires pour l'homme (Objectif spécifique 3). De plus, elle a permis de voir comment les aliments étaient manipulés, conservés et distribuer car étant acteur, il est difficile de percevoir ses erreurs qui mettent en péril la santé du consommateur. Le tableau VI présente les éléments observés et les dysfonctionnements.

Tableau VI : Éléments observés et les dysfonctionnements

Éléments observés	**Dysfonctionnements**
Environnement immédiat de la vente et cadre de vie	Déchets solides et liquides côtoyaient les vendeurs de nourriture. Caniveaux (à ciel ouvert) passant devant les maisons aux alentours du marché recueillent les eaux usées et déchets de toute sorte qui proviennent des habitations et constituent des nids de moustiques, de mouches et asticots laissant échapper des odeurs nauséabondes. Défécation à l'air libre, animaux domestiques en divagation. La planche 1 illustre le cadre de vie.
Manipulation, conservation et distribution de la nourriture	Manipule des pièces de monnaie et billets de banque. Pas de lavage de mains avant la vente. Service des aliments à mains nues. Aliments sans couvert, conservés soit dans récipients en plastique exposés aux mouches, à la poussière, etc. soit dans glacières mais à force de les ouvrir pour vendre, les aliments finiront par se refroidir ou tiédir (< 60°C). Aliments servis soit dans des couverts (assiettes et cuillères) posés à même le sol mais nettoyés avec le même chiffon en mousse et immergé dans une petite quantité d'eau, soit dans des sachets parfois tombés parterre et rapidement récupérés et réutilisés. Les recommandations sur l'hygiène des aliments et les pratiques de manipulation sûres telles que décrites par les normes et pratiques scientifiques, semblaient avoir été méconnues des vendeurs pour le bien-être des consommateurs dans le marché Arzèkè. La vente des aliments à mains nues est une source de contamination des aliments surtout que la même main sert à manipuler alternativement la nourriture et l'argent. Ces dysfonctionnements sont illustrés par les planches 2 et 3.
Hygiène personnelle du vendeur	Certains vendeurs bavardaient ou toussaient dans l'aliment sans aucun matériel de protection. D'autres étaient sans coiffe.

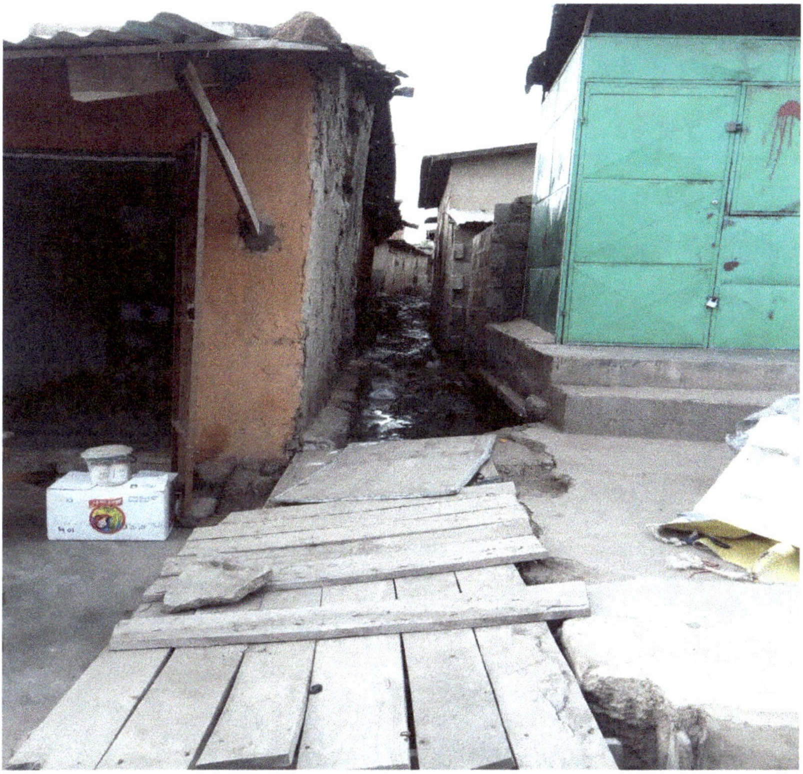

Absence de puisards. Drainage des eaux usées domestiques

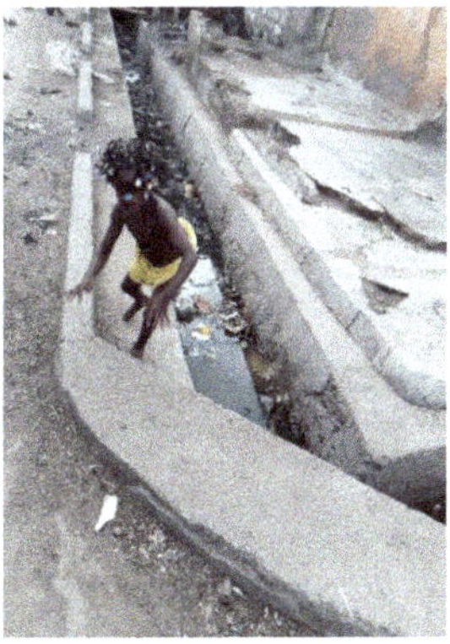

Défécation dans la na-

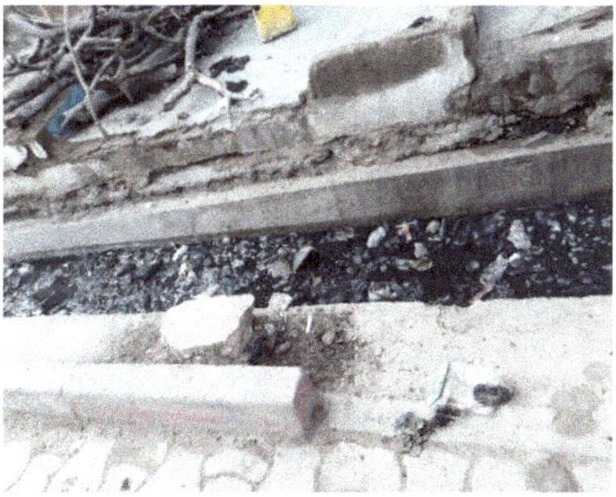

Préparation des aliments à proximité d'un cani-

Planche 1 : Cadre de vie où les aliments sont préparés. Photos réalisées par les acteurs eux-mêmes

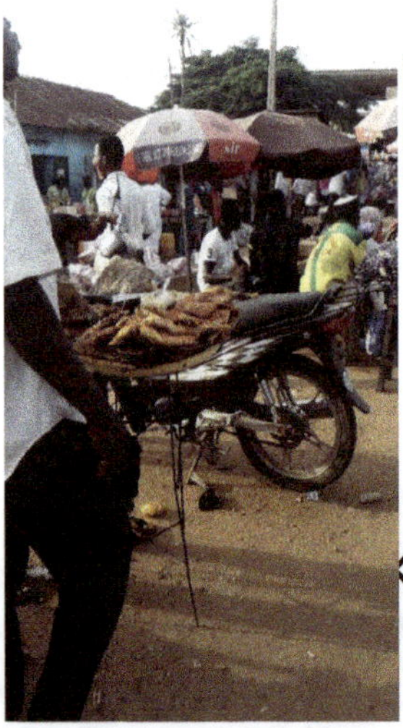

Vente de nourriture à même le sol

Viande grillée exposée à la poussière et mouches

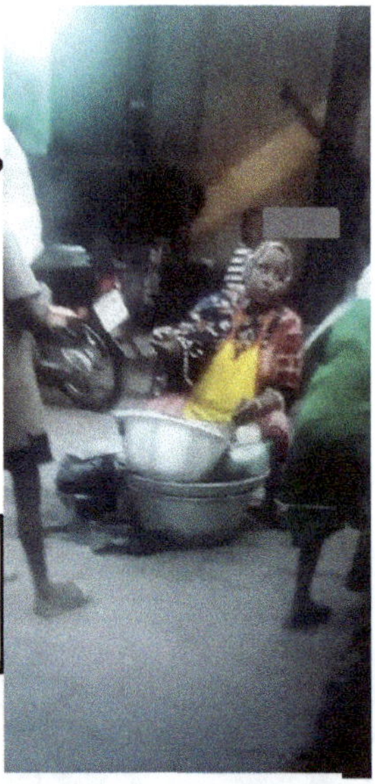

Vendeuse de tout : pains, salades, charbons, bidons, etc.

Pains, portes monnaies et divers ensembles

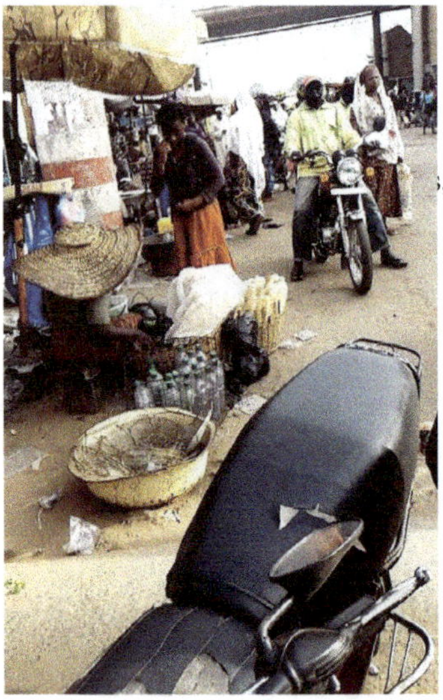

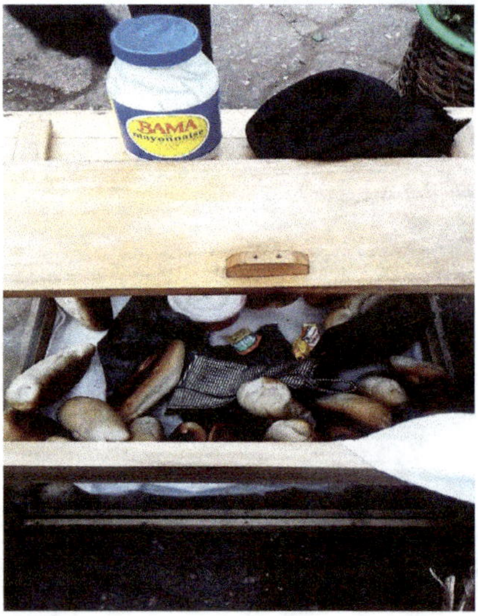

Planche 2 : Conservation et distribution des aliments

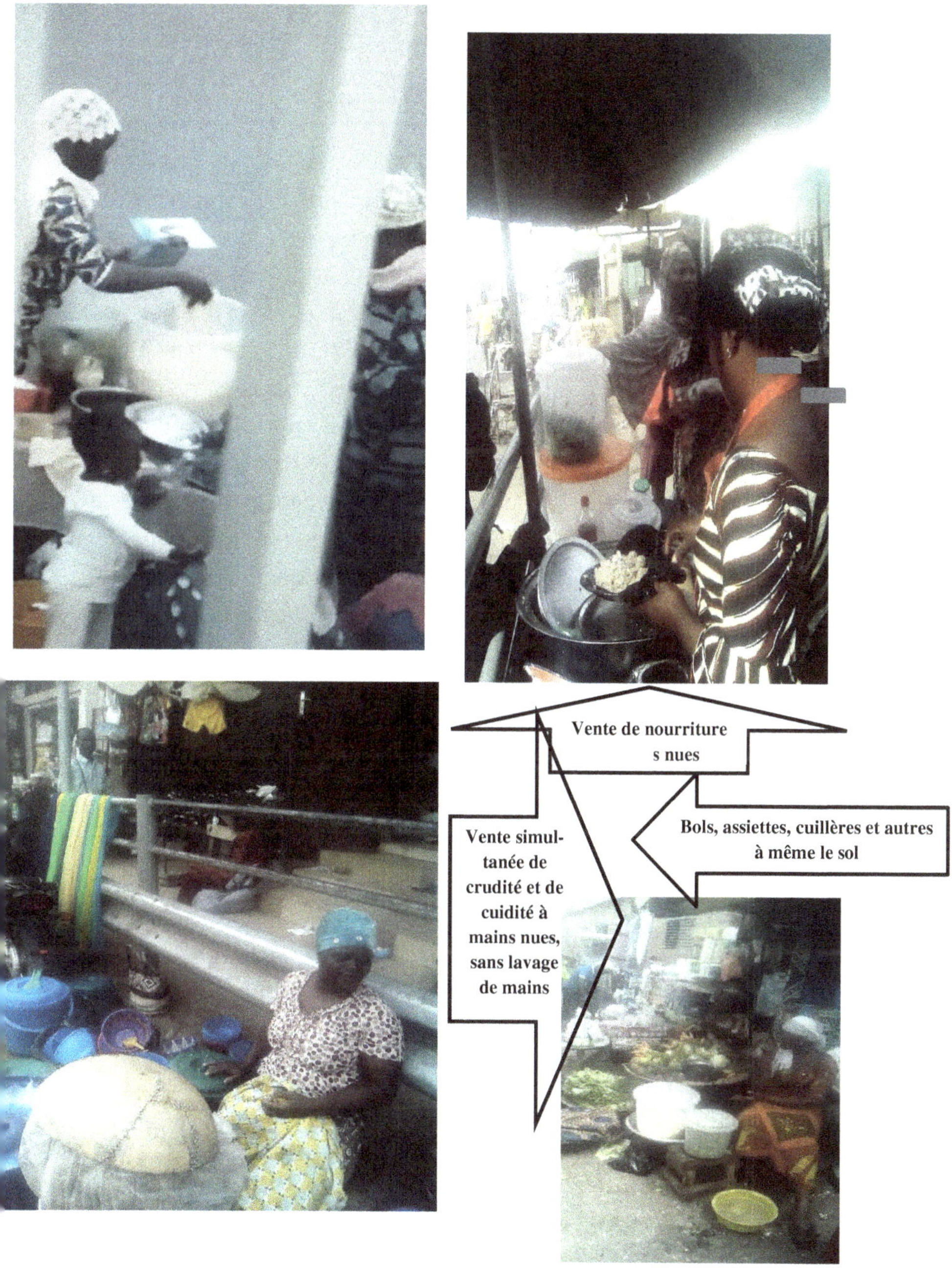

Planche 3 : Manipulation des aliments

5-2-2- Expérience des vidéos et des photographies

Les marchands, après avoir été formés ont pris des caméras pour filmer des images insolites qui ont été projetées au début de chaque discussion de groupe. Ceci avait permis aux participants de relever des mauvaises pratiques (ne pas laver les ustensiles à l'eau et au savon puis les rincer abondamment, ne pas plonger les cuillères et fourchettes dans l'eau bouillante, ne pas couvrir les aliments et les vendre à mains nues et à une température < 60°C, etc.) qui augmenteraient selon leurs commentaires, le risque de contamination, de croissance et de survie de bactéries potentiellement nocives à la santé. La projection de ces vidéos participatives a été une des meilleures approches à côté des photographies et a mis les participants devant la réalité de leurs comportements quotidiens. Au moment où les vidéos passaient, certains participants au Focus group discutaient entre eux et on les entendait pousser des cris d'étonnement devant certaines mauvaises pratiques en disant : « *Hé, hé, c'est quoi ça !* » (FG 1). Ces vidéos ont permis de mesurer les opinions des membres des groupes de discussion. Certains ont appris à critiquer, à partager les idées et d'autres s'étant identifiés dans ces pratiques ont commencé à avoir le remords et se culpabilisaient tout en demandant notre soutien pour un changement de comportement comme le témoignent ces déclarations de participants : « *Wéééééé, assoubori* (ce n'est pas bon) » (FG 2). « *Fonce la mine et dit Hum...madame, il ne faut pas te fâcher, il faut excuser. Donc, les cheveux dans la nourriture tuent» ! « Il faut nous montrer ce qu'on doit faire»* (FG 2).

En somme, la projection de vidéos et de photographies a permis aux parties prenantes (acteurs) impliqués dans l'hygiène des aliments directement consommables de voir leur propre film, ce qui a suscité en certaines personnes, la volonté d'un changement de comportement.

5-2-3- Procédures légales pour la vente des aliments directement consommables et celle en vigueur dans le marché Arzèkè

Légalement, c'est la loi n°87-015 du 21 septembre 1987 portant code d'hygiène publique au Bénin qui régit la vente des aliments directement consommables. Elle a prévu que les marchés de plein air et les ventes ambulantes soient conçus de manière à permettre une protection des denrées contre le soleil et les intempéries ainsi que les poussières, les mouches et autres insectes. Elle exige des vendeurs de denrées immédiatement consommables, des visites médicales périodiques et des vaccinations prévues à cet effet. Elle ne prescrit pas la détention d'une attestation de cuisine et d'hygiène avant l'autorisation de vente de nourriture mais mentionne que les vendeurs doivent protéger les aliments de manière adéquate et être interdits de les manipuler lorsqu'ils sont susceptibles de les contaminer (en cas d'affections cutanées-muqueuses, respiratoires ou intestinales). De plus l'OMS et la FAO, pour la sécurité des aliments ont recommandé cinq clefs pour des aliments sûrs à savoir prendre l'habitude de la propreté, séparer les aliments crus des aliments cuits, faire bien cuire les aliments, maintenir les aliments à une bonne température et utiliser de l'eau et des produits sûrs. La vente des aliments dans un marché est aussi conditionnée par l'octroi d'une place par le service marchand de la mairie au vendeur selon la disponibilité de place existant dans son répertoire. Une place est définie par la mairie de Parakou comme un espace de vente ayant des dimensions de 1,75m de longueur sur 1,50m de largeur. Dans le marché Arzèkè, ces procédures légales sont appliquées autrement comme le stipulent ces déclarations : « *Tout simplement, les règles ne sont pas respectées ; je veux parler des articles de cette loi dont vous venez de m'informer. Tout est fait sauf la vulgarisation et l'application des textes. Cela est du ressort de l'État central et de l'État local. Si c'est comme ça les recommandations de l'OMS, alors tout est fait sauf l'essentiel* » (Répondant 5). « *La procédure est beaucoup plus simple.... Si vous avez le désir de vendre dans le marché, vous identifiez vous-même l'endroit et vous vous rendez dans notre service pour dire que vous voulez vendre de la nourriture. On se rend là-bas pour voir si, entre temps, ce n'était pas la place déjà attribuée à quelqu'un d'autre. Si c'est bon, tu passes à notre caisse pour payer le droit de place contre un ticket* » (Répondant 4). Toutefois bien qu'il n'y ait plus de place pour installer officiellement, des arrangements sont tolérés comme le stipulent ces déclarations. « *Seulement ce marché est trop plein. Il n'y a plus de place pour installer officiellement à condition de négocier avec celui qui était dedans pour te céder une portion. Il y en a qui s'entendent avec leur frère qui sont déjà dans le marché pour qu'ils poussent un peu afin qu'ils déposent leur table pour vendre* » (Répondant 4). « *Chacun avait pris sa place comme bon lui semblait. Aujourd'hui s'il y a encore de place, c'est la mairie service marchand qui va donner. Sinon tu vas dans le marché chez un de tes concubins, s'il y a une place, tu peux le solliciter et la mairie va venir te répertorier* » (Répondant 8). « *Voyez dans le marché Arzèkè, ils ont vendu des places aux gens, mais vous allez voir dans un angle une dame qui va venir installer sa table pour vendre du Watchin et la mairie va venir percevoir des taxes chez elle, alors que là où elle reste pour vendre, n'est pas une place, ne fait pas une place et n'est même pas appropriée pour vendre la nourriture* » (Répondant 6). « *Il y a des dimensions d'une place de 1,75m de longueur sur 1,50m de largeur qui coûtent 5200 FCFA comme droit d'attribution de place et maintenant journalièrement vous payez 100 FCFA par place et on collecte six jours par semaine. Il y a des vendeurs qui font leur vente en plein air sinon le marché est entièrement coiffé surtout le côté gauche c'est-à-dire Yébu-béri. Peut-être ceux qui vendent aux alentours sont ceux qui sont en plein air et exposés aux intempéries, au soleil et autres. Généralement, ce sont des femmes qui ont des parasols et chacun essaye de couvrir la marchandise à sa manière pour éviter tout cela* (poussières, mouches, etc.) » (Répondant 4). Aussi, comme l'illustre cette déclaration, les vendeurs étaient libres de changer d'activités une fois que la place leur a été octroyée par le service marchand. « *Librement, un vendeur même enregistré pour vendre du tissu peut se convertir en vendeuse de nourriture sans une autre autorisation de la mairie, sans inconvénients* » (Répondant 8).

Ces dysfonctionnements pourraient s'expliquer par le fait que les politiques publiques élaborées ne sont non seulement pas connues de toutes les parties prenantes mais aussi ne sont pas appliquées. Le non-respect des dispositions sur l'attribution des places entraine des conséquences comme le montrent les observations faites sur les lieux de vente où les déchets solides et liquides côtoyaient les vendeurs de nourriture et certains s'installaient dans les allées et sur le passage et ne respectaient aucune règle d'hygiène (planche 4). Aussi, l'insuffisance dans la mise en œuvre de ces politiques publiques est due à la gouvernance locale, aux décisions du politique et au favoritisme, comme en témoignent les propos suivants : « *Quand vous vous plaignez, on dit on ne sévit pas envers son électorat* » (Répondant 2). « *Les décisions ne vont pas avec la politique. Ce maire, s'il tient à sa suivie politique doit faire avec* » (Répondant 5). « *Oui, difficultés organisationnelles*» Sourires… et secousses de la tête puis ajoute : «*la politique. Ils disent que même si c'est un ancien quartier, il faut savoir casser les gens. Mais la politique en place maintenant agit avec fermeté sinon il n'y aura jamais cette voie qui passe devant le marché Arzèkè et cet aménagement. C'est cette fermeté qui nous a permis de fermer certaines boulangeries jusqu'à ce que leurs responsables ne prennent en compte nos recommandations* » (Répondant 1). « *…mais, parce qu'il veut conserver son électorat, il préfère se taire* » (Répondant 3). « *La logique économique prend le dessus sur la logique sanitaire* » (Répondant 5).

Il ressort de cette partie que les procédures légales pour la vente des aliments directement consommables ne sont pas respectées dans le marché Arzèkè. Ce fait est sans nul doute dû à une défaillance dans la gouvernance locale se traduisant par une absence de volonté politique qui, impacte grandement l'hygiène des aliments surtout lors de la préparation et de la distribution (planche 4).

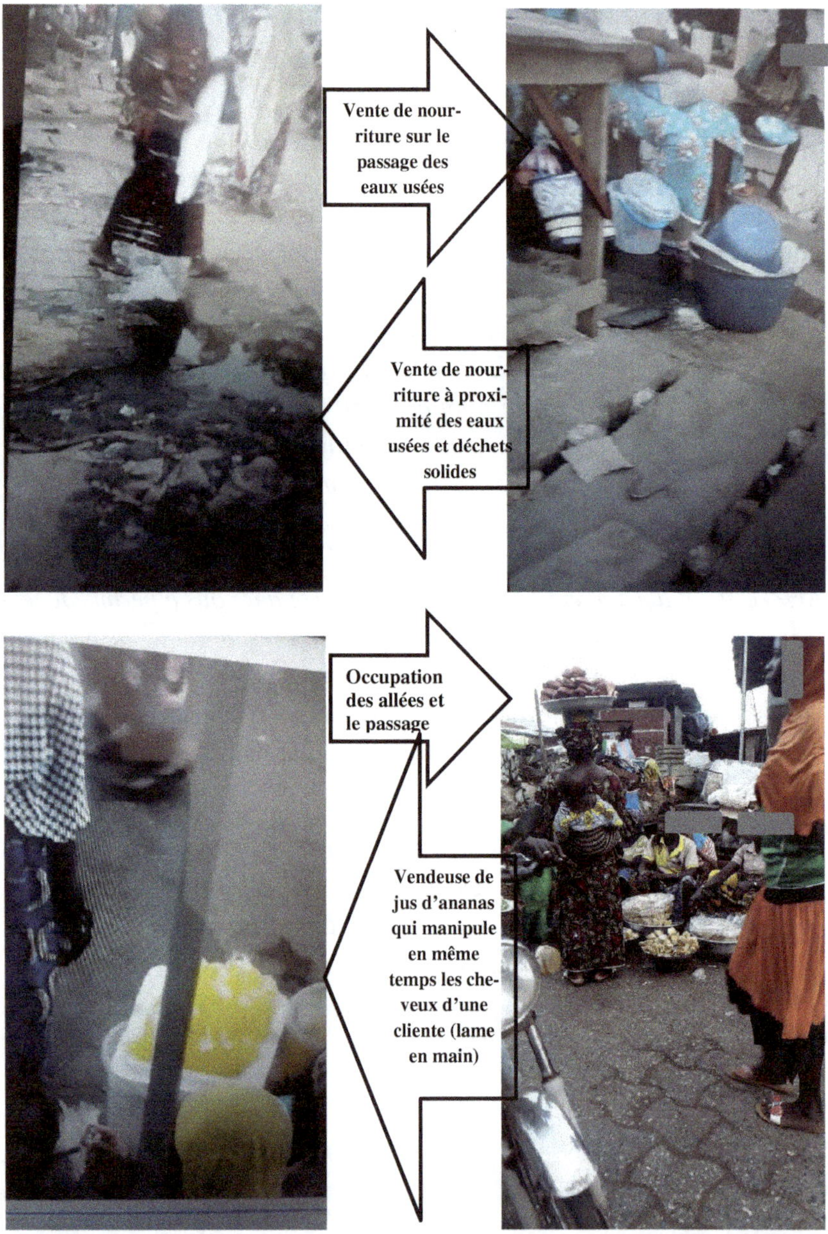

Planche 4 : Conséquences du non-respect des dispositions sur l'attribution des places

5-2-4- Mécanisme de contrôle de la qualité et de la sécurité sanitaire des aliments

Les activités de contrôle des règles d'hygiène publique telles que définies par la loi n°87-015 du 21 Septembre 1987 portant code de l'hygiène publique ne constituent pas l'exclusivité d'un seul secteur. En effet, plusieurs institutions appartenant à des secteurs différents ont un rôle à jouer selon les textes législatifs et/ou réglementaires les créant ou définissant leurs attributions et leur fonctionnement.

5-2-4-1- Rôle du secteur de la santé

L'arrêté n°1106 MSP/DC/SGM/DPP/CASES/SA du 22 février 2000 portant création en République du Bénin d'une brigade sanitaire au niveau de chaque commune pour mener des activités de promotion au sein de la communauté, sur l'hygiène du milieu, l'hygiène corporelle et alimentaire, avait été pris par le secteur de la santé. Au niveau des départements, les brigades sanitaires sont placées sous l'autorité des directeurs départementaux de la santé et le personnel est censé être composé d'inspecteurs sanitaires, d'agents d'hygiène ayant reçu une formation complémentaire en matière de police. Le secteur de la santé à travers la police sanitaire devant instaurer des mécanismes de collaboration entre les différentes institutions concernées pour atténuer les conséquences de la mauvaise hygiène des aliments, s'est vu arracher ses prérogatives par la mairie comme le stipule la déclaration suivante : « *C'est facile avant qu'aujourd'hui car, nous sommes limité maintenant. Depuis le nouveau code, c'est la mairie qui assure nos tâches désormais. Ici, c'est l'assistance technique. On a plus de moyens. On s'occupe de la pollution de l'air et de l'eau* » (Répondant 2). Il s'agit là d'une décentralisation du contrôle de l'hygiène par la mairie.

5-2-4-2-Rôle des secteurs non sanitaires

i. Mairie

La décentralisation du contrôle de l'hygiène par la mairie ne prend pas en compte le contrôle des aliments directement consommables. Mieux, les secteurs (police sanitaire, cadre de vie et environnement, commerce) qui sont supposés travailler en collaboration permanente avec la mairie ne sont sollicités que rarement pour des interventions dans le marché et ce, avec des ressources tant humaines que matérielles déficitaires. De plus, les représentants de la communauté marchande à qui la mairie a confié la sensibilisation au quotidien des acteurs, n'ont pas les capacités requises en matière d'hygiène et les moyens nécessaires pour réussir la mission qui leur a été confiée. Leur niveau d'instruction varie du primaire au secondaire 2ème cycle et ils n'ont reçu aucune formation de base en hygiène. Ils sont des vendeurs élus par leurs pairs pour les représenter et désigner par la mairie, vu leur position sociale, pour la sensibilisation sans aucune autre formation. Ces faits sont élucidés par quelques propos de participants que nous avons superposés. « *Nous collaborons avec la police sanitaire, le ministère de l'environnement et même la direction du commerce. Nous leur faisons appel quand on a besoin d'eux* » (Répondant 1). « *Maintenant c'est la mairie, le maître d'ouvrage qui fait la sensibilisation. On a plus d'action en tant que telle. Sinon, c'est en fin d'année généralement qu'on fait la saisie des marchandises avariées* » (Répondant 2). « *... On a tout dit mais elles* (vendeuses de nourriture) *ne comprennent pas. On est fatigué de parler. Si vous pouvez nous aider, ça serait trop bon* » (Répondant 9). *Depuis plus de deux ans, les agents d'hygiène ne viennent plus. À part eux, plus personne* » (Répondant 8). « *Les voilà qui sont entrain de partir à moto* (les policiers sanitaires). *Oui, les deux que vous voyez, ce sont eux qui font le travail et avec quel moyen ? On fait ce qu'on peut* » (Répondant 2).

Ce dysfonctionnement dans la sensibilisation et le contrôle des vendeurs et vendeuses d'aliments engendre des conséquences dans la manipulation, la conservation et la distribution des aliments (planches 2 et 3).

À cela s'ajoute la difficulté du pouvoir local à réaliser les travaux d'assainissement, d'hygiène de base dans la zone centrale entourant le marché comme le stipulent ces propos : « *Arzèkè est le noyau central de la ville du point de vue historique. Tout ce qui est travaux de voirie est impossible à moins de raser tout le quartier. On ne peut pas faire de lotissement.*» (Répondant 5). Une meilleure efficacité de la décentralisation du contrôle des aliments directement consommables obligerait à conjuguer les moyens de la mairie (humains, logistiques et financiers) avec ceux de la police sanitaire (techniques, effectif), du cadre de vie et de l'environnement, etc. de manière à instaurer une coordination pour une unité d'actions et une bonne lisibilité des activités d'assainissement du cadre de vie et de l'hygiène des aliments. Il s'agit là, d'un problème de gouvernance plutôt que de moyens. Cela nécessite une volonté politique.
Qu'en est-il des autres secteurs non sanitaires ?

ii. ABSSA et démembrements

L'agence béninoise pour la sécurité sanitaire des aliments (ABSSA) qui dépend du ministère de l'agriculture, de l'élevage et la pêche (MAEP) et chargée entre autres d'assurer le rôle de régulateur pour les organes de contrôle relevant de la compétence des autres ministères sectoriels avec lesquels elle établit des conventions de collaborations, n'est pas représentée au niveau départemental. Elle siège uniquement à Cotonou. Cependant, à Parakou, c'est un service de la direction départementale de l'agriculture, de l'élevage et la pêche et un autre de l'agence territoriale de développement agricole, pôle 4 qui assurent quasiment son rôle. Toutefois, les activités ne consistaient pas à contrôler la qualité microbiologique des aliments, ni d'assurer la certification sanitaire des aliments, encore moins de fournir aux décideurs des informations et des données pour asseoir les orientations de politiques en matière de gestion des risques. Ils sont limités à la sensibilisation et quelque fois à la formation des manipulateurs et vendeurs d'aliments comme le stipulent ces déclarations : « *Non, non. On ne prélève pas. On s'en tient à l'environnement dans lequel l'aliment est préparé ou exposé. En 2018, nous avons sensibilisé les vendeuses de riz par rapport aux bonnes pratiques d'hygiène alimentaire. On sensibilise mais on n'est pas encore à la phase de répression. On essaie de faire quelque chose mais quand on quitte, très rapidement elles retombent dans les mêmes pratiques parce qu'elles trouvent que nos recommandations sont contraignantes* » (Répondant 6). « *Il est prévu de donner des renforcements de capacités aux transformateurs de racines en gari en leur montrant les Bonnes pratiques Hygiène… quand le besoin se fait sentir… par exemple une toxi-infection alimentaire, soit qu'ils* (vendeurs et/ou transformateurs) *ont mal conservé l'aliment ou autre. Donc, nous intervenons pour par exemple leur montrer la technique de séchage et bien d'autres techniques de manipulation et de conservation* » (Répondant 3).

Faudra-t-il simplement continuer à sensibiliser ou former et au besoin des gens qui ne savent pas pourquoi leur demande-t-on d'avoir tel ou tel comportement ou pratique ? Ne serait-t-il pas mieux de leur donner systématiquement et en amont, les moyens nécessaires pour optimiser, développer les aptitudes individuelles et renforcer l'action communautaire en matière de bonnes pratiques alimentaires ? Comment comprendre que les secteurs habiletés à aider et à contrôler les vendeurs ou manipulateurs de nourriture pour améliorer leurs pratiques disent intervenir en 2018 dans le marché alors que les représentants de la communauté ne soient informés ni impliqués comme le stipule cette déclaration ? « *Depuis plus de deux ans, les agents d'hygiène ne viennent plus. À part eux, plus personne* » (Répondant 8).

Nous retenons que le mécanisme en place actuellement dans la commune et qui est limité à des sensibilisations organisées par des secteurs de façon intermittente et de rares formations sur les bonnes pratiques alimentaires, ne peut pas permettre de contrôler la qualité et de sécuriser sanitairement les aliments directement consommables. Les Recommandations sur l'hygiène des aliments et les pratiques de manipulation sûres telles que décrites par les normes et pratiques scientifiques, semblent avoir été méconnues des vendeurs pour le bien-être des consommateurs dans le marché Arzèkè. Comment les différents acteurs perçoivent cette situation ? Si nous voulons savoir pour quelles raisons ces pratiques sont adoptées, nous devons en saisir les fondements, les perceptions et connaissances des personnes à l'égard de l'hygiène des aliments, les conséquences de la mauvaise hygiène des aliments et découvrir comment ces perceptions sont liées à la prise de décision quotidienne.

5-2-5- Perceptions des acteurs sur la qualité et l'hygiène des aliments, conséquences sanitaires et connaissances des clefs de l'OMS pour les aliments plus sûrs

5-2-5-1- Perceptions des acteurs et conséquences sanitaires

Dans cette étude, certains participants avaient décrié la salubrité et la sécurité sanitaire des aliments qui étaient vendus dans le marché Arzèkè. Les déclarations suivantes illustrent l'idée : «*Cela engendre des maladies*» (Répondant 1). « *Personnellement, je n'ai jamais acheté dans le marché Arzèkè. Mais je suis passé plusieurs fois devant ce marché et j'ai observé un peu les bonnes dames vendre de la nourriture. Vraiment, c'est dégueulasse. Aucune propreté hein ...*» (Répondant 3). La majorité des consommateurs ont été préoccupés par les aspects sanitaires de la vente des aliments dans le marché et ont déjà été victimes des conséquences. Certains interviewés connaissaient un peu les conséquences de la mauvaise hygiène des aliments. Quelques propos des participants au Focus group et entretiens individuels illustrent ces conséquences : «*Ça amène des maladies, diarrhées, maux de ventre* ». « *On part acheter médicaments et cela bouffe tout notre argent* ». « *On va aller à l'hôpital pour dépenser*» (FG 1). « *La vente de nourriture est très délicate puisqu'elle pourrait être la cause de beaucoup de maladies* » (Répondant 7). « *Tout ceci va engendrer à coup sûr des maladies,...elle ne saurait être autorisée à tout le monde*» (Répondant 3). Cependant, ils n'avaient pas le choix mais faisaient simplement confiance à certains vendeurs comme le stipulent les déclarations de certains participants du groupe de discussion. «*Nous n'avons pas le temps de préparer à manger depuis la maison. La vendeuse de nourriture est à côté de nous. C'est la faim, si on a faim, on ne regarde plus les conneries*». «*On ne peut pas aller contrôler là où ils préparent avant d'acheter* ». « *C'est Dieu qui nous sauve et le jour où tu gagnes la maladie, tu iras à l'hôpital ou bien tu paies médicaments toi-*

même pour boire » (FG1). « *Certains ont de préférence et confiance à leur vendeur* » (Répondant 4). Certains vendeurs de nourriture n'étaient pas conscients de la gravité de leurs pratiques aussi banales qu'elles paraissent sur la santé humaine. Quelques déclarations de participants au Focus group en témoignent : « *Non, non, non, quelles maladies ? Il n'y a pas des ordures dedans pour donner le choléra* ». « *Tu peux manger quelque chose et avoir les maux de ventre, la diarrhée. Tu vas arrêter pour prendre les médicaments contre les vers intestinaux, il n'y a pas de vers dans la viande* » (FG 3). D'autres interviewés comme le stipulent les propos suivants, déclarent que les mauvaises pratiques lors de la préparation et la distribution des aliments dans un environnement malsain, peuvent expliquer les cas de choléra et de fièvre typhoïde enregistrés dans la commune. «*C'est clair. Quelles que soient les dispositions prises, le choléra sévit toujours, malgré les interventions de la police sanitaire et les mesures dissuasives. Tout ce qu'on fait est de très loin de ce qu'il faut faire* » (Répondant 5). « *La typhoïde endémique est liée aux comportements de cette population. Avant, on attribuait cela par exemple aux jardiniers qui utilisent des eaux usées pour arroser les cultures. Tu sais, tellement ces pratiques donnent des maladies que l'automédication est vraiment élevée. Avant le choléra pouvait tuer deux à trois personnes dans une même famille. Pour cela ils ont pris un peu conscience et ne défèquent plus comme ça dans la nature, surtout avec la construction des toilettes publiques* » (Répondant 1). « *Nos bonnes femmes sont têtues, elles vont s'installer à côté des vendeuses de viandes non cuites et de moutarde locale et exposent la nourriture aux mouches pour nous donner la maladie tous les jours. On a tout dit mais elles ne comprennent pas*» (Répondant 9).

Il se dégage de cette partie, deux tendances : ceux qui perçoivent des dangers sanitaires liés à la mauvaise hygiène des aliments et ceux qui ne le perçoivent pas. Dans la catégorie de ceux qui ne le perçoivent pas, la majorité (9/14 soit 64,28%) est non scolarisée et la plupart habite les quartiers Yébu-béri et Yara-kinnin, deux quartiers qui n'ont pas de plan d'aménagement comme l'illustrent certaines déclarations des participants de Focus group et des entretiens individuels : « *Non, on n'a pas de W-C* ». « *Si tu veux aller aux toilettes, tu vas te débrouiller seulement* » « *Tu peux faire dans sachet* ». « *Si tu veux, tu vas aller sur ce qu'ils ont construit là-bas* ». « *Oui, on est dans le quartier ici, Yébu-béri* ». « *Moi, je reste dans le quartier Yara-kinnin* » (FG 2, 3 et 4). « *... surtout celle* (population) *de Yébu-béri et de Yara-kinnin car il n'y a pas un plan d'aménagement. La population n'a pas la notion de réaliser les puisards. Cette pratique est liée à l'analphabétisme et aux dépenses à engager pour réaliser les puisards et w-c* » (Répondant 1). « *Arzèkè est le noyau central de la ville du point de vue historique. Tout ce qui est travaux de voirie est impossible à moins de raser tout le quartier. On ne peut pas faire de lotissement...il y a des résistances. Ceux qui ont quitté sont installés au quartier Arafat. À Arzèkè, il n'y a plus de place* » (Répondant 5). « *...c'était des maisons et on a dégagé les gens pour implanter le marché. Certains ont quitté, d'autres ont refusé sous prétexte qu'ils y ont enterré leurs parents* » (Répondant 4). Concernant ceux qui perçoivent les dangers, le niveau d'instruction de la majorité (6/9) est celui du supérieur. Au regard de ces faits, il ressort une insalubrité du cadre de vie des vendeurs et de l'environnement de vente des aliments. Ce qui aura forcément des conséquences néfastes sur l'hygiène des aliments qui y sont manipulés et distribuer. L'analyse montre donc que les perceptions des acteurs sont déterminées en fonction de leur position dans la hiérarchie sociale et influencent les comportements et les habitudes de vie. Plus ils sont instruits, mieux ils perçoivent les dangers sanitaires. Lorsque les populations vivent quotidiennement dans un environnement malsain, elles finissent par s'y habituer et ne perçoivent plus elles-mêmes les risques auxquels elles s'exposent.

5-2-5-2- Connaissances des clefs de l'OMS pour les aliments plus sûrs

L'OMS a proposé cinq clefs pour les aliments plus sûrs. Ce sont le maintien des aliments à bonne température jusqu'au moment de les servir, l'habitude de la propreté, la séparation des aliments crus et cuits, l'utilisation de l'eau et des produits sûrs et la bonne cuisson des aliments. L'étude montre que certains interviewés connaissaient un peu les recommandations de l'OMS pour minimiser les risques sanitaires liés à la consommation des aliments. Cependant d'autres manquaient de connaissance.

i- Maintien des aliments à bonne température jusqu'au moment de les servir

Tous les vendeurs interviewés comme l'illustrent les propos de certains participants de Focus group ne connaissaient pas l'importance de maintenir et de consommer les aliments chauds. «*Nous mettons l'aliment dans un grand sachet propre, posé dans une bassine. Si l'aliment est chaud, tu ne peux pas manger, forcément tu vas laisser refroidir. Donc, glacière même, c'est gaspillage ». « ..., c'est pour les gens qui ont l'argent ». « Est-ce-que à la maison on met le riz dans la glacière avant de manger, c'est si tu veux faire comme le blanc». «Nous, on n'a pas besoin de glacière* » (FG 2, vendeuses).

Certains consommateurs comme le stipule la déclaration du participant de discussion de groupe avaient expliqué les avantages de consommer des aliments chauds. « *Quand l'aliment est chaud, il n'y a pas de microbes et tu ne vas pas attraper maladies* » (FG 1). Cependant, ces conditions ne sont ni exigées à l'achat, ni respectées à la vente. Les raisons étaient surtout pratiques telles que la non disponibilité d'un dispositif de chauffage des aliments dans le marché. La déclaration d'un participant soutient l'argumentation : « *Est-ce-que on va mettre le feu sur la tête pour aller vendre la nourriture ? Il n'y pas de place, on va faire comment ?*» (FG 2, vendeuses). Le maintien des aliments à moins de 5°C ou à plus de 60°C jusqu'au moment de les servir n'était pas aussi connu de tous les professionnels de santé interviewés. Un participant déclarait : « *...si c'est comme cela les recommandations de l'OMS, alors tout est fait sauf l'essentiel* » (Répondant 5)

Ces différentes réponses données par les enquêtés pourraient s'expliquer par le manque d'informations sur les recommandations de l'OMS, le manque d'instruction, l'absence d'éducation pour la santé et le manque de revenu pour acheter le matériel de conservation des aliments à moins de 5°C ou à plus de 60°C jusqu'au moment de les servir.

ii- Habitude de la propreté

La majorité des vendeurs et certains consommateurs comme le montrent les déclarations de certains participants ont perçu le service des aliments à mains nues comme un comportement banal. Certains propos de participants au Focus group en illustrent : « *Parce que c'est leur habitude* ». « *C'est parce que l'aliment n'est pas chaud qu'ils mettent la main dedans. Si c'est chaud, ils vont servir avec la cuillère* ». « *Si quelqu'un est debout et voit ça, lui aussi, pour vendre, il va faire comme l'autre* » (FG 1). «*Vendre avec la louche, ce n'est pas rapide. Il n'y a pas saleté sur la main du vendeur, non ?* ». « *Est-ce qu'il s'amuse par terre ?* » « *C'est nous-même qui préparons et servons à la maison, pourtant quelqu'un n'est pas tombé malade. Si tu manges et tu tombes malade, c'est que tu as les vers dans ton ventre ou bien ton foie est malade* » (FG 2). « *...ce que tu vas faire rapidement comme ça là, c'est ça que tu dis de faire avec la cuillère, pour finir de vendre café là, quand ?* ». « *Le client est pressé, il veut vite boire pour continuer son marché* » (FG 4). Selon certains, il existait des raisons spécifiques de se laver les mains ou de servir les aliments à mains nues sans les laver. Ce sont, la commodité d'utiliser les mains lorsqu'il était urgent de servir et la représentation de l'argent dans certaines cultures comme le stipulent les propos suivants : « *Parfois, quand il y a beaucoup de clients, ils utilisent la main, c'est plus rapide selon eux* » (FG1, consommateurs). « *C'est ce que nous avons toujours fait* » (FG 3, vendeurs de viandes grillées). « *C'est avec la main qu'on a cherché l'argent, donc c'est avec la main qu'on va encore manger ce que l'argent a préparé* ». « *...mais les clients n'ont pas dit quelque chose* ». « *Si ta main est sale ou si tu as changé la couche à ton enfant, d'accord* ». (FG 2). D'autres minimisaient le risque de contamination des aliments par des matières fécales à travers les mains sales et déclaraient : « *Non, l'eau seule suffit pour laver la main au retour des toilettes* ». « *...tu vas trouver le savon où pour te laver les mains ?* » (FG 2, vendeuses). Ces déclarations sont en lien avec le niveau socio-économique des déclarants qui pour la plupart étaient des non scolarisés à la recherche d'un revenu mensuel. Elles pourraient aussi s'expliquer par le fait que tous résident dans la zone insalubre (Yébu-béri, Yara-kinnin et abattoir) entourant le marché Arzèkè où, très peu de concessions ont de latrine. Certains participants continuent de déféquer dans la nature bien qu'il y ait des latrines publiques comme le stipulent les propos suivants: « *Ils ont pris un peu conscience et ne défèquent plus comme ça dans la nature, surtout avec la construction des toilettes publiques* » (Répondant 1). «*Oui, défécation à l'air libre, ...* » (Répondant 2). « *Non, on n'a pas de W-C* ». « *Si tu veux aller aux toilettes, tu vas te débrouiller seulement* » « *Tu peux faire dans sachet* ». « *Si tu veux, tu vas aller sur ce qu'ils ont construit là-bas* ». « *Oui, on est dans le quartier ici, Yébu-béri* ». « *Moi, je reste dans le quartier Yara-kinnin* » « *...abattoir ici* » (FG 2, 3 et 4). Il est aussi possible d'identifier des attitudes comme le stipulent les propos suivants pour ne pas contaminer les aliments. « *Certains utilisent la main gauche pour prendre l'argent et la droite pour servir la nourriture* » (FG1, consommateurs). « *Moi, j'essuie la main de temps en temps avec ce torchon* » (FG 2, vendeuses). « *On n'a quelque chose pour chasser les mouches têtues. Tu connais la lanière ?* » (FG 3). En effet, il s'agit d'une ramée ou d'un dispositif fabriqué par les déclarants eux-mêmes et qui est fait d'un petit bâton ayant à l'une de ses extrémités du sachet plastique tressé sous forme de nombreuses lamelles de manière à pouvoir chasser les insectes qui rôdent autour de l'aliment. C'est une pratique banale mais dangereuse car ce dispositif passepartout peut renforcer la charge bactérienne de l'aliment déjà exposé à la poussière et aux insectes.

Le secteur de l'alimentation est pourvoyeur d'emploi comme le stipulent les déclarations de quelques participants. « *Au moins, toi-même, tu as quitté la maison pour travailler à quelque part* ». « *Tu n'as pas besoin de rester longtemps au dehors, si les clients achètent vite, tu vas retourner dans quelques temps à la maison pour t'occuper des enfants* » (FG 2, vendeurs de nourriture). De plus, la vente des aliments est une source de revenu et permet de subvenir aux besoins vitaux comme l'illustrent les propos suivants : « *Tu vas gagner un peu un peu pour manger avec les enfants* », « *Si, ton mari travaille pour lui, toi aussi, tu vas travailler pour toi pour donner le mangé à tes enfants, parce que il y a beaucoup de coépouses et l'argent de mari ne suffit pas pour nourrir tout le monde* ». « *Si tu n'as pas gagné beaucoup d'argent pour faire grand commerce, tu peux vendre watchin (mélange riz haricot) pour manger avec ta famille* » (FG 2, vendeurs de nourriture). « *Oui, le commerce de viande grillée donne plus que l'eau* ». « *Ça donne, mais pas trop, mais tu n'es pas obligé de passer au soleil tous les jours. Si tu veux vendre pure water pour gagner l'argent, tu es obligé de passer au soleil* » (FG 3). Cependant, l'hygiène corporelle et vestimentaire est méconnue par certains vendeurs et ne constitue pas une priorité pour eux. Certaines déclarations de participants au Focus group illustrent cette affirmation : « *Tu peux aller vendre d'abord et revenir te laver après* ». « *Si tu ne veux pas qu'un autre vendeur te devance pour prendre tes clients, tu es obligé d'apprêter rapidement ta marchandise dès que tu finis la garde de nuit,...l'argent de gardien ne suffit pas,...l'homme va manger», Sourires...* et il ajoute, *«c'est obligé* » (FG 4, vendeurs café fort et thé). « *Comme c'est le commerce de Souya 'Tchatchanga' que moi je fais, après les tracasseries, je vais me laver pour bien dormir* » (FG 3, vendeurs de viande grillée).

En somme, ces faits et déclarations d'acteurs sont non seulement liés à leur niveau d'instruction mais aussi à leur lieu d'habitation insalubre due au non-respect des politiques publiques. Sinon, comment comprendre que le permis de construire qui consacre le respect à priori des règles d'urbanisme, de construction, d'hygiène, de sécurité incendie et de risques de panique [79, p2, Art 3] ne soit exigé que pour la construction des immeubles, comme le stipule la déclaration suivante : « *Ce que je sais, toute construction sur un domaine doit être autorisée. D'abord, par le lotissement et ensuite le permis de construire. Souvent on ne regarde pas ça, mais si c'est la construction par exemple d'un R+1, forcément nous exigeons l'autorisation pour voir si la fondation est en cohérence avec la nature du sol. C'est pour prévenir le sinistre que nous exigeons cela, voilà ce que je peux dire* » (Répondant 1). Cette pratique participerait grandement à la survenue des maladies liées au manque d'hygiène et va impacter les aliments qui seront préparés et vendus dans les milieux non lotis et malsains et empêchera même des interventions promptes en cas d'incendie.

iii- Séparation des aliments crus et cuits

Selon certains participants de Focus group comme le montrent ces propos, il n'existe pas de règle pour manipuler les aliments crus et les aliments cuits. « *On peut transférer les aliments crus et cuits d'un bol à un autre avec le même récipient* ». « *...Si tu n'as pas où garder, tu peux mettre à côté de ce que tu vends, les emplettes au fur et à mesure que tu les fais, sinon, si tu vas finir de vendre avant de faire les emplettes, tu vas perdre du temps* » (FG 2). « *La salade et les carottes qui ne sont pas encore préparées doivent être gardées dans un sachet avant de déposer à côté de la nourriture qu'on vend* » (FG 1). « *...on peut déposer dans la bassine de riz mais, à côté, dans sachet pour ne pas oublier* ». « *...ça ne va rien faire, c'est le manger, tu vas laver proprement à la maison* » (FG 2).

L'analyse de ces déclarations nous amène à dire que la non séparation des aliments crus et cuits serait due à l'absence d'information, de formation sur les bonnes pratiques alimentaires et d'éducation pour la santé à ces acteurs du marché.

iv- Utilisation de l'eau et des produits sûrs

Certains interviewés méconnaissent les clefs de l'OMS pour les aliments plus sûrs. Ils utilisaient des condiments de mauvaise qualité pour préparer les aliments comme l'illustrent les déclarations de certains participants. « *Pour préparer, si tu veux payer condiments de qualité, tu vas trop dépenser et pour gagner combien à la fin ?* ». « *Il faut acheter ce qui est moins cher, même si c'est gâté un peu, ce n'est pas tout qui est gâté* ». « *Si tu paies condiments au marché, en même temps tu vas écraser dans la machine pour gagner du temps* ». « *...Oui, tu vas demander un peu d'eau pour laver les condiments* ». « *Tu n'es pas seul, c'est tout le monde qui fait comme ça. Il y a quel problème* » (FG 2). Cette méconnaissance des recommandations de l'OMS pour les aliments plus sûrs constitue un frein pour la réduction des risques alimentaires et peut s'expliquer par l'absence d'éducation et de formation sur les bonnes pratiques alimentaires.

v- Cuisson des aliments

La majorité des vendeurs ne savent pas comment préparer les aliments en toute sécurité pour le bonheur de nos populations. Pour la cuisson de la viande (mouton, bœuf), de la volaille et du poisson, diverses pratiques ont été exprimées par les participants au Focus group. « *Il faut voir le temps que la viande a fait sur le feu* » (FG 3). « *Si c'est comme ça* », et elle fait le geste et les autres l'accompagnent « *en hochant la tête... c'est ça, si c'est tendre, merci* » (FG 2).

Les différentes déclarations des participants sur la cuisson des aliments notamment les viandes, ne sont pas de nature à garantir la santé des consommateurs et pourraient se justifier par la méconnaissance des bonnes pratiques alimentaires et l'absence d'éducation pour la santé. Les aliments préparés et distribuer dans un environnement malsain comme celui du marché Arzèkè et ses environs, sont perçus comme des aliments de mauvaise hygiène et responsables de plusieurs maladies. La connaissance des acteurs du marché Arzèkè sur les recommandations de l'OMS pour les aliments plus sûrs, l'amélioration de leur niveau d'instruction, leur revenu mensuel et l'éducation pour la santé seraient un atout pour rendre meilleur l'hygiène des aliments qui y sont vendus.

5-3- Facteurs explicatifs de la mauvaise hygiène des aliments

Les facteurs qui expliquent la mauvaise hygiène des aliments sont les déterminants sociaux de la santé et les déterminants sociaux des inégalités sociales de santé. Les déterminants sociaux de la santé engendrent la mauvaise hygiène des aliments. Il s'agit des facteurs environnementaux (cadre de vie, connaissances des clefs de l'OMS pour les aliments plus sûrs, leurs conséquences), les facteurs comportementaux et habitudes de vie et l'organisation du système de santé. La mauvaise hygiène des aliments qui s'explique par ces facteurs, est entretenue par les déterminants sociaux des inégalités sociales de santé à travers la gouvernance, le non-respect des politiques publiques, l'absence de collaboration intersectorielle et, la non implication / participation des acteurs dans les prises de décision. Les déterminants sociaux de santé génèrent donc des perceptions et pratiques qui se traduisent sous forme d'inégalités sociales de santé faisant porter l'intégralité de l'effort sur les politiques et mobilisent largement le champ de la promotion de la santé. Les vendeurs et les consommateurs n'ont pas reçu une éducation pour la santé et ne s'intéressent pas à la littératie en santé mais puisent des connaissances dans des relations sociales de confiance et, à travers les médias et les réseaux sociaux comme l'illustrent ces déclarations de Focus group. « *C'est nous-mêmes et aussi nos parents et amis qui nous donnent des informations sur la santé* » (FG1 et 2). « ...la radio et whatsaap » (FG 3 et 4).

Les vendeurs de nourriture qui étaient majoritairement des non scolarisés, méconnaissaient le maintien et la consommation des aliments chauds. Aussi, ils minimisaient la contamination manuportée des aliments par des matières fécales et posaient des conditions pour le lavage des mains. Ils servaient les aliments à mains nues et manipulaient les aliments crus et cuits au même moment. De plus, utilisant une ramée ou similaire sur les aliments directement consommables, les vendeurs méconnaissaient l'hygiène corporelle et vestimentaire et étaient juste à la recherche d'un revenu mensuel. De tout ce qui précède, il ressort que le niveau d'instruction détermine la qualité des connaissances des vendeurs et influence en association avec le revenu mensuel, leurs comportements.

Le contrôle de l'hygiène est décentralisé par la mairie mais ne prend pas en compte le contrôle des aliments directement consommables. La police sanitaire, le secteur du cadre de vie et environnement et celui du commerce qui sont supposés travailler en collaboration permanente avec la mairie ne sont sollicités que rarement pour des interventions dans le marché et ce, avec des ressources tant humaines que matérielles déficitaires. De ce fait, nous pourrons dire que les secteurs concernés par le problème en cause collaborent entre eux au besoin mais cette collaboration n'est pas faite dans un cadre de concertation leur permettant de discuter et d'harmoniser les idées pour l'amélioration de l'hygiène des aliments.

L'implication et la participation des communautés dans l'évaluation de leurs propres besoins et ressources est un élément important du processus de planification des interventions et permet aux décideurs politiques et aux prestataires de services de mieux comprendre les populations locales, d'être plus sensibles à leurs inquiétudes, et d'accroître leurs aptitudes. Cependant, les acteurs du marché en sont restés en marge comme le témoigne cette déclaration de participants. « *Nous, on n'est pas au courant que la viande qu'on vend peut donner maladie à quelqu'un. Si c'est ça, ... on n'a pas le choix* » (FG 3).

On retient que les populations et les secteurs concernés par le problème de l'hygiène des aliments ne sont pas impliqués véritablement dans la recherche des solutions mais en sont simplement des consommateurs. Une volonté politique ferait mieux collaborer tous les secteurs concernés par le problème en cause et impliquer sans conditions les acteurs dans l'identification et la résolution des problèmes liés à leur santé.

L'insalubrité du cadre de vie des vendeurs et de l'environnement de vente des aliments, l'absence de plan d'aménagement (impossibilité de réaliser les travaux de voirie) des quartiers Yébu-béri et Yara-kinnin et la résistance des populations aux changements sont autant d'éléments en faveur d'une absence d'action sur les déterminants de la santé.

5-4- Leviers actionnables

Plusieurs stratégies ont été exprimées par les interviewés pour la résolution du problème en cause. Après analyse de ces suggestions, on s'est rendu compte qu'elles peuvent être classées en fonction des axes d'interventions de la promotion de la santé (PS). Le tableau VII présente les suggestions formulées par les interviewés en fonction de ces axes.

Tableau VII : Suggestions des interviewés en fonction des axes d'interventions de la PS.

Axes d'interventions de la PS	Suggestions
Élaboration d'une politique publique saine	Accompagnement du politique et de l'État. Ne pas autoriser la vente de nourriture à tout le monde et exiger le carnet de santé. Limiter la vente à la sauvette et réprimer. Avant d'autoriser à reprendre l'activité, exiger que la personne se conforme aux recommandations. Prendre l'exemple de la politique sur le non port de casque : Si on t'arrête, non seulement tu vas payer au trésor publique mais tu iras acheter un casque et payer les frais de fourrière avec ton casque en main et la quittance d'achat du casque avant de rentrer en possession de ta moto.
Création des environnements favorables à la santé	Étudier la sociologie du milieu. Déplacer si possible le marché de cette zone malpropre et dégager un espace spécialement pour la vente de nourriture. Améliorer le cadre de vie sinon à force de voir faire, on finit par faire. Créer le marché de légumes à part et d'étoffes à part. Chercher d'autres alternatives sinon à l'étape actuelle de la situation de ce marché, il n'en peut pas être meilleur pour les aliments qui sont consommés.
Renforcement de l'action communautaire	Nous montrer ce qu'on va faire (formation). Former à l'application stricte des bonnes pratiques d'hygiène. Insister sur la santé corporelle.
Développement des aptitudes individuelles	Éduquer/Instruire les gens. Montrer le bien-fondé de la chose à ces populations.
Réorientation des services de santé	Faire le plaidoyer auprès du politique. Travailler avec la mairie pour la sensibilisation.

5-5- Faisabilité des suggestions des enquêtés

La prise en compte des suggestions des enquêtés amène à analyser les implications sociales, économiques et organisationnelles. Cette analyse nécessite de savoir si les axes d'intervention proposés pour améliorer l'hygiène des aliments sont réalisables et si les ressources (financières, matérielles, humaines et temporelles) peuvent être allouées et mises en place. En effet, il est pressant d'agir sur les déterminants de l'hygiène des aliments directement consommables (niveau socioéconomique, comportements et habitudes de vie, cadre de vie et environnement de vente des aliments, résistance des populations aux changements, collaboration des secteurs concernés, implication et participation des communautés) vu leur impact sur la santé des consommateurs. Les axes d'interventions proposés par les acteurs du marché sont réalisables et ne nécessitent qu'une volonté du pouvoir local, sinon que les ressources ne manquent pas pour la réalisation des propositions. Étant donné que l'assainissement des quartiers qui abritent le marché régional Arzèkè est impossible devant les résistances aux changements des autochtones avec des conséquences sur les aliments directement consommables, la mairie doit changer de méthode de travail en améliorant la nature des relations entre experts et acteurs sociaux, par négociation sociale et leur implication/participation dans tous les projets de développement local pour l'obtention d'une situation idéale.

Notre étude sur l'hygiène des aliments a permis de présenter différents résultats qui ont suscité la discussion que nous présentons dans les pages suivantes.

VI-Discussion

L'étude s'intéressait à l'hygiène des aliments directement consommables dans le marché Arzèkè de Parakou. La discussion des résultats s'articulera autour des points suivants :

- l'atteinte des objectifs de l'étude ;
- la qualité et la validité des résultats ;
- la comparaison des résultats avec ceux d'autres auteurs ;

6-1-Atteinte des objectifs de l'étude

Au terme de l'étude, les objectifs fixés ont été atteints. En effet, l'étude a permis de :

- Décrire la procédure légale pour exercer l'activité de vente des aliments directement consommables et celle en vigueur dans le marché Arzèkè ;
- Identifier le système mis en place par les autorités en charge du marché pour contrôler la qualité et la sécurité sanitaire des aliments directement consommables qui y sont vendus ;
- Identifier les perceptions des acteurs du marché sur la qualité et l'hygiène des aliments vendus, leurs connaissances sur les cinq clefs de l'OMS pour les aliments plus sûrs ainsi que les conséquences sanitaires pour l'homme ;
- Identifier, ensemble avec les parties prenantes impliquées, les leviers actionnables pour la résolution du problème de l'étude.

6-1-1- Procédure légale de la vente des aliments directement consommables et celle en vigueur dans le marché Arzèkè

La procédure légale est celle recommandée par la loi n°87-015 du 21 septembre 1987 portant code d'hygiène publique au Bénin qui prévoit certaines dispositions pour la sécurité sanitaire des denrées immédiate ment consommables sans prescrire la présentation d'une attestation de cuisine et d'hygiène avant l'autorisation de vente de la nourriture, et les recommandations de l'OMS. La réglementation est diversement appliquée dans le marché Arzèkè où, bien qu'il n'y ait plus de place pour installer officiellement, des arrangements sont tolérés par le service marchand de la mairie.

6-1-2- Système mis en place par la commune pour le contrôle de la qualité et la sécurité sanitaire des aliments directement consommables

La décentralisation du contrôle de l'hygiène par la mairie ne prend pas en compte le contrôle de la qualité des aliments directement consommables et les secteurs qui sont supposés travailler en collaboration permanente avec la mairie ne sont sollicités que rarement pour des interventions dans le marché. Le mécanisme en place dans la commune s'est limité à des sensibilisations organisées soit par la mairie ou par d'autres secteurs de façon intermittente, et de rares formations sur les bonnes pratiques alimentaires.

6-1-3- Perceptions sur la qualité et l'hygiène des aliments, connaissances sur les cinq clefs de l'OMS pour les aliments plus sûrs et les conséquences sanitaires pour l'homme

L'hygiène des aliments directement consommables est inappropriée et a des conséquences (diarrhées, maux de ventre, fièvre typhoïde, etc.) sur la santé humaine. Les aliments sont servis à mains nues sans être lavées et les condiments de mauvaise qualité sont utilisés pour préparer les aliments. L'hygiène corporelle et vestimentaire est méconnue par certains vendeurs et ne constitue pas une priorité pour eux.

6-1-4- Leviers actionnables selon les acteurs impliqués pour la résolution du problème de l'étude

L'hygiène des aliments directement consommables dans le marché Arzèkè était devenue progressivement une préoccupation de tous les acteurs interviewés en individuel ou en groupe de discussion. Ainsi, chaque catégorie d'acteurs avait formulé des suggestions que nous avons pu classer en fonction des axes d'interventions de la promotion de la santé. Il s'agit entre autres de l'accompagnement du politique et de l'État, de l'instruction et de la formation des gens, du plaidoyer auprès du politique.

6-2-Qualité et validité des résultats

6-2-1- Biais

Dans cette étude, nous avons adopté une méthodologie jugée appropriée et validée pour prévenir les éventuels biais d'informations qui auraient pu affecter les résultats. En effet, nous avions sélectionné les participants à l'étude par un choix raisonné du fait de l'importance du rôle de ces acteurs dans la vie de l'organisation (marché) et de leur implication dans la résolution du problème de l'hygiène des aliments directement consommables dans le marché Arzèkè. Il s'agissait des volontaires qui remplissaient les critères de sélection. Cependant, le taux de recrutement (47,83%) est un peu faible par rapport au taux prévu. Ceci est dû d'abord au fait que, certaines personnes qui avaient volontairement accepté de participer au Focus group ne se sont plus présentées. Les raisons évoquées étaient qu'elles n'arrivaient pas à finir de vendre avant l'heure du rendez-vous et juste après la vente tardive, elles étaient contraintes de se libérer pour se mettre à jour pour la vente du lendemain. D'autres avaient dit qu'elles n'avaient trouvé personne pour les substituer afin qu'elles se libèrent pour la discussion de groupe. Ensuite, tous ceux qui avaient commencé la discussion de groupe ne l'avaient pas terminé à cause de certains impératifs. Ainsi, nous les avons exclus comme prédéfini dans la méthode de l'étude. Quelques photographies et vidéos prises par les acteurs eux-mêmes étaient projetées pour illustrer et entrer pleinement dans la discussion. La traduction du français en langue locale et vice versa lors des focus group par un traducteur aurait pu affecter la qualité des données collectées mais nous avons limité ce biais par l'utilisation d'un langage simple et des expressions courantes. Certains entretiens ont été refusés d'être enregistrés au risque de ne pas livrer les bonnes informations ou de ne plus accorder l'entretien. Ceci avait nécessité des prises de notes à la vitesse moyenne du discours de l'interviewé.

Les observations sont souvent influencées par le chercheur et sa capacité à comprendre les faits observés. Certains comportements observés pourraient ne pas être directement interprétables et d'autres risquent d'être mal interprétées puisque le chercheur ne comprend pas le raisonnement culturel sous-jacent. C'est pour cela que nous avons cherché à comprendre en nous rapprochant des vrais acteurs.

6-2-2- Validité de l'étude

6-2-2-1-Triangulation des sources et des méthodes de collecte de données

Une double triangulation a été utilisée dans cette étude. D'abord les informations recueillies chez une catégorie d'acteurs (vendeuses du marché) sont contrevérifiées par les déclarations d'autres acteurs (responsables des secteurs sanitaires et non sanitaires) et vice versa. Ensuite, une triangulation des méthodes de collecte de données a été utilisée pour assurer la validité des résultats de la recherche. Chaque méthode (entretiens individuels et discussions de groupe, observations des vendeurs, du cadre de vente et de leur cadre de vie) a compensé les lacunes des autres méthodes. Ainsi les résultats issus des différentes méthodes peuvent se compléter ou se contredire et servir de moyen de validation et de crédibilité des données recueillies. Les résultats obtenus à partir de l'observation ont été confirmés par les entretiens individuels et les discussions de groupe en ce qui concerne les comportements, l'environnement et le contexte socioéconomique et politique, vice versa.

6-2-2-2-Validité des résultats

L'hygiène des aliments directement consommables dans le marché Arzèkè comprend la salubrité et la sécurité sanitaire des aliments. Selon

Lincoln et Guba en 1985 [80, 81] il existe des critères spécifiques à la recherche qualitative pour analyser la qualité des résultats. Ce sont la crédibilité, la transférabilité, la fiabilité et la confirmation. Ainsi, lors de la présentation de nos résultats, aucune réponse fournie par les enquêtés n'avait été modifiée (critère de fiabilité). De même, au cours des entretiens individuels et des focus group, aucune réaction émotionnelle, ni de commentaires (critère de confirmation) de notre part en rapport aux réponses fournies n'avaient été introduits. Le fait d'avoir visualisé les dysfonctionnements (photographies et vidéos) sur le cadre de vie, le cadre de vente, la manipulation, la conservation et la distribution des aliments, à chacun des groupes de discussion était également un moyen important de valider les résultats. La concordance entre les informations de l'observation, des entretiens individuels et des focus group par superposition était de nature à les confirmer (critère de crédibilité) sans pour autant donner lieu à leur généralisation.

6-3- Comparaison des résultats avec ceux d'autres auteurs

L'étude sur l'hygiène des aliments directement consommables dans le marché Arzèkè de Parakou a permis de décrire les objectifs spécifiques de l'étude. La comparaison des résultats portera sur la procédure légale pour vendre les aliments directement consommables, le mécanisme de contrôle de la qualité et de la sécurité sanitaire des aliments, les perceptions des acteurs sur la qualité et l'hygiène des aliments, les conséquences sanitaires et les connaissances des clefs de l'OMS pour les aliments plus sûrs et les facteurs explicatifs de la mauvaise hygiène des aliments.

6-3-1- Procédure légale

Dans notre étude, les textes en vigueur pour la vente des aliments directement consommables ne sont pas appliqués dans le marché Arzèkè. Ces résultats sont similaires à ceux observés au Lesotho par Gadaga TH et al [82] en 2010 où légalement, les personnes qui manipulaient des aliments directement consommables devaient être autorisées mais elles opéraient illégalement à Maseru sans être perturbées par les autorités locales.

Mais, ces résultats diffèrent de ceux trouvés par Von Holy et al [83] en 2006. Selon eux, il était admis en Afrique du Sud, que les aliments produits et vendus dans la rue dans un cadre informel étaient dangereux. Après plusieurs études faites sur la qualité microbiologique des aliments échantillonnés et comparés aux directives de sécurité alimentaire existantes, les résultats avaient permis en premier lieu à certaines autorités locales de prendre l'initiative d'améliorer le commerce de produits alimentaires de rue dans leurs zones de compétence. Ainsi, elles veillaient à ce que, avant de recevoir le certificat d'acceptabilité leur permettant de vendre, les vendeurs de nourriture de rue reçoivent une formation essentielle en hygiène alimentaire, une éducation à la santé, plutôt que de bannir la vente de nourriture dans la rue, ce qui leur permettait de se conformer aux réglementations en matière d'hygiène. Selon les auteurs, la certification des vendeurs, en termes de réglementation nationale en matière d'hygiène alimentaire, permettait de mieux contrôler et de coordonner le secteur.

6-3-2- Mécanisme de contrôle de la qualité et de la sécurité sanitaire des aliments

Le contrôle de l'hygiène est décentralisé au niveau local. Cependant, la mairie ne contrôle pas la qualité des aliments directement consommables. Mais, elle se limite à des sensibilisations qu'elle organise ou que d'autres secteurs font de façon intermittente, et de rares formations sur les bonnes pratiques alimentaires. Ces résultats diffèrent de ceux d'Arole et al. (2004) cités dans Houéto D et Laverack G en 2014 [42]. Pour ces auteurs, les professionnels de promotion de la santé s'engageant dans le processus d'autonomisation considèrent d'abord et avant tout que leur rôle ne sera plus celui traditionnel de ''provider'' (pourvoyeur ou sensibilisateur), mais plutôt celui de ''enabler'' (facilitateur). Selon Von Holy et al [83] en 2006, le secteur de la Santé de Gauteng en Afrique du Sud avait mis au point le programme de commerce informel des produits alimentaires afin de promouvoir la manipulation sûre des aliments dans le secteur informel de la vente des produits alimentaires et, les villes-santé dans les communautés du Gauteng. Les objectifs de ce programme étaient de fournir aux vendeurs d'aliments de rue une connaissance générale et une connaissance des bonnes pratiques en matière d'hygiène, de la réglementation et des règlements, d'encourager les vendeurs de nourriture de rue à devenir responsables et consciencieux dans la fourniture d'aliments sûrs à leurs clients, réduisant ainsi le risque de contamination des aliments et l'incidence d'épidémies de maladies d'origine alimentaire. De plus, les autorités locales sud-africaines avaient élaboré et appliqué une politique qui fixe les exigences que doivent respecter les vendeurs de nourriture de rue (être en possession d'un certificat d'acceptabilité). La ville de Cape Town s'était elle-même fixée pour objectif d'atteindre 94% de conformité aux exigences d'ici à la fin de 2005. Cet objectif a été atteint en juin 2005 et certaines des initiatives utilisées pour surveiller et contrôler les aliments incluaient l'éducation des vendeurs. Selon Von Holy et al [83] en 2006, les expériences sud-africaines ont prouvé que le succès (amélioration de la qualité et de la sécurité sanitaire des aliments) ne pouvait être assuré que lorsque les autorités de contrôle des aliments, les vendeurs de produits alimentaires de rue et tous les autres acteurs, y compris les structures universitaires, collaboraient pour améliorer le secteur, tous ayant une compréhension claire de leurs rôles et responsabilités. Suite à l'application des mesures prises par les autorités locales et selon Martins JH [49] en 2006, une autre étude menée dans les régions métropolitaines de Gauteng en Afrique du Sud avait montré que la plupart des vendeurs appliquaient des normes d'hygiène élevées lors de la préparation et du service des aliments, tandis que les tests microbiologiques montraient des taux microbiologiques relativement faibles. Selon l'auteur, les risques pour la santé liés à la consommation d'aliments des rues étaient dès lors devenus minimes.

6-3-3- Perceptions des acteurs sur la qualité et l'hygiène des aliments, conséquences sanitaires et connaissances des clefs de l'OMS pour les aliments plus sûrs

Dans cette étude, l'hygiène des aliments directement consommables est inappropriée et a des conséquences sur la santé humaine. Tous les acteurs ne connaissaient pas les recommandations de l'OMS pour les aliments plus sûrs. Ces résultats sont similaires à ceux trouvés par certains auteurs. Selon Rheinländer T et al. [84] dans une étude qualitative au Ghana en 2008, les pratiques générales des vendeurs en matière d'hygiène étaient insuffisantes pour garantir des aliments sains. Donkor ES et al. [85] affirmaient au Ghana en 2009 que les vendeurs ne connaissaient pas les clefs de l'OMS pour les aliments plus sûrs et constituaient une importante source de transmission oro-fécale dans les pays en développement. Selon eux, une intervention majeure pour améliorer la sécurité des aliments prêts à la consommation impliquait la formation des vendeurs d'aliments à la manipulation hygiénique des aliments, fondée sur des preuves (pré et post évaluation), laquelle avait eu un impact considérable sur la sécurité des aliments dans une communauté pauvre à Accra (Ghana) où, 67,6% des vendeurs qui avaient acquis des connaissances grâce à un atelier de formation, les mettaient en pratique. La FAO et l'OMS [6, 86, 87] recommandaient elles aussi aux autorités compétentes, de dispenser aux vendeurs de produits alimentaires une formation de base sur les pratiques en matière de sécurité sanitaire et d'hygiène des aliments et d'exiger une visite médicale périodique avant de les autoriser. Ces auteurs affirmaient qu'une absence de formation et/ou d'instruction, une supervision insuffisante en matière d'hygiène de toutes les personnes impliquées dans des activités liées à l'alimentation pouvaient constituer une menace potentielle pour la sécurité des aliments et leur compatibilité avec la consommation. Compte tenu du mode d'acquisition des compétences en matière de vente d'aliments pour la plupart des vendeurs, la nécessité de formation en matière d'hygiène alimentaire est extrêmement cruciale. Cependant, Apanga S et al. [88] ne partageaient pas cet avis en 2014 au Ghana. Pour eux, les vendeurs de rue dans les zones rurales du nord Ghana avaient un niveau de connaissances élevé en matière de sécurité alimentaire, mais ne le traduisaient pas en pratique.

Dans notre étude, certains vendeurs bavardaient ou toussaient dans l'aliment sans aucun matériel de protection et d'autres manipulaient des pièces de monnaie et billets de banque et servaient les aliments à mains nues. Nos résultats sont identiques à ceux de Nurudeen AA et al. [89] au Nigéria en 2014 où 68,2% des vendeurs ont servis l'aliment à mains nues.

Selon ces auteurs, certains vendeurs mâchaient et parlaient tout en cuisinant ou en servant des aliments, ce qui pouvait introduire de la salive et des micro-organismes dans les aliments, contribuant ainsi à une contamination des aliments. De plus, la majorité (86,5%) manipulait de l'argent tout en servant de la nourriture, ce qui augmenterait selon eux le risque que les monnaies soient frottées sur les aliments. Barro N et al. [17] au Burkina- Faso en 2003 et 2006 [29] dans leurs études avaient constaté que les pièces de monnaie étaient toujours associées à des micro-organismes ($p < 0,05$) et portaient diverses bactéries telles que des coliformes, de Staphylococcus aureus et l'Escherichia coli pathogène qui, peut survivre 11 jours sur des surfaces inertes [90]. Selon les auteurs, ces bactéries peuvent être réintroduites dans les aliments de plusieurs manières (lors des opérations de vente à mains nues). Dans cette étude, les consommateurs ont fondé leurs choix sur la proximité des aliments, le manque de temps pour préparer, la préférence et la confiance au vendeur. Ces résultats sont semblables à ceux de Rheinländer T et al. [84] au Ghana en 2008 qui soulignaient que la confiance créée par des relations sociales et personnelles avec certains vendeurs a été un déterminant pour les clients dans le choix des aliments et l'évaluation de la qualité de la nourriture. Selon eux, les raisons de valoriser les aliments ne sont pas uniquement contrôlées par des préoccupations de santé et de prévention des maladies. Les perceptions des acteurs sur l'hygiène des aliments dans notre étude étaient déterminées en fonction de leur position dans la hiérarchie sociale où la majorité (64,28%) des vendeurs de nourriture était des non scolarisés. Ce résultat diffère de ceux trouvés dans d'autres études où respectivement le niveau secondaire 1er cycle (38,5% au Ghana en 2014) [88], le secondaire 2ème cycle (48% en 2013 au Ghana) [6] et 40% au Ghana en 2011 [91] puis le niveau primaire dans 40,9% des cas au Nigéria en 2014 [89] étaient dominants. Les perceptions des acteurs sont divergentes et influencent les comportements et les habitudes de vie. Selon la théorie de Goffman, les comportements d'hygiène sont formés et dépendent d'interactions entre vendeurs et entre consommateurs [92]. Il est évident que les comportements liés à l'hygiène soient créés et entretenus quotidiennement dans des environnements naturels. Traditionnellement, les populations s'informent par les relations sociales de confiance. Cependant, l'information seule ne suffit pas. Pendant longtemps, les interventions auprès des populations se sont appuyées sur les sensibilisations basées sur la transmission de savoirs et de connaissances concernant les risques liés à la mauvaise hygiène dans une hypothèse rationnelle fondée sur le fait que si les populations connaissent les risques, ils vont adopter des comportements favorables à la santé. Or, les comportements individuels ne répondent pas à cette logique. Rheinländer T et al. [84] en 2008 au Ghana affirmaient que l'information est à visée préventive mais non suffisante pour engager des changements de comportements. Elle doit être coproduite avec les personnes concernées et leur implication doit être effective à tous les niveaux de la démarche proposée. Selon ces auteurs, le comportement de santé résulte d'une intrication complexe entre les connaissances, les représentations et valeurs, les aptitudes et compétences et la dimension environnementale qui est déterminante. Ainsi, selon le service communal d'hygiène et de santé de la ville de Lyon [18, p62] en 2014, « *L'Hygiène s'apprend. L'hygiène se pratique. L'hygiène s'améliore. Sa mise en application requiert une attention et une volonté constantes, du début à la fin de la journée de travail* ».

6-3-4- Facteurs explicatifs de la mauvaise hygiène des aliments

La mauvaise hygiène des aliments s'explique par les déterminants sociaux de santé. Elle est entretenue par les déterminants sociaux des inégalités sociales de santé à travers la gouvernance, le non-respect des politiques publiques, l'absence de collaboration intersectorielle et, la non implication/participation des acteurs dans les prises de décision. Les consommateurs font l'automédication ou se font soigner dans les formations sanitaires et retournent dans les milieux et dans les pratiques qui les ont rendus malades. Ces résultats corroborent ceux de Marmot M. qui s'interrogeait en 2008 [93, p2] et 2016 [94] dans son discours lors de la conférence du haut niveau tenue à Paris sur le thème intitulé : Promouvoir les mesures intersectorielles et inter agences pour la santé et le bien-être dans la région européenne de l'OMS. Il disait : « *Pourquoi traiter les gens… Si c'est pour qu'ils retrouvent les conditions qui les ont rendus malades ?* ». Dans notre étude, la mairie collabore avec certaines structures, mais cette collaboration n'est pas entretenue par la création d'un cadre de concertation pour fusionner les idées afin d'être plus opérationnel et efficace pour la maîtrise de l'hygiène des aliments. De plus, les populations ne sont pas impliquées véritablement dans la recherche de solutions au problème de l'hygiène des aliments. Selon l'OMS en 2008 [93], l'action intersectorielle et la participation sociale/autonomisation sont des dimensions et des orientations clés pour la politique dans la lutte contre les déterminants des inégalités sanitaires. L'existence d'un cadre de concertation amènerait à l'évaluation d'impact sur la santé de tout produit devant être consommé dans le marché. Ceci obligerait à assainir le secteur de la vente des aliments directement consommables dans le marché, dans la commune, au niveau départemental et national. La gouvernance locale est un processus institutionnel et organisationnel de construction d'une mise en compatibilité des différents modes de coordination entre acteurs géographiquement proches, en vue de résoudre les problèmes productifs inédits posés aux territoires [95]. Selon l'auteur, elle implique que les populations ne soient pas seulement l'objet d'une décision ou d'une solution en bout de piste, mais fassent partie intégrante de la décision et de la solution. De même, d'autres auteurs [96] dans leur étude sur les perceptions de la participation des parents par les professionnels de santé à la lutte contre le paludisme de l'enfant au Bénin, avaient révélé que la participation communautaire était indispensable. Ils conclurent en disant qu'il fallait une profonde réforme pour une implication réelle des populations dans la planification des programmes de santé en général.

Dans notre étude, la vente des aliments est pourvoyeur d'emploi et une source de revenus. Ces résultats sont similaires à ceux de Riet HV et al [97] en 2003 en Nairobi où la vente de nourriture permettait aux vendeurs d'avoir leur propre revenu. Selon eux, le débat politique sur la légalisation ou l'interdiction du commerce alimentaire de rue reste en suspens puisque les concernés perdraient un revenu plutôt stable alors que cette activité est souvent leur unique source de revenus. Faudra-t-il viser un revenu et offrir aux consommateurs des aliments plus dangereux ? Les auteurs pensent que toute discussion sur la légalisation devra inclure des normes de sécurité des aliments de rue. En d'autres termes, les actions préventives et de promotion en amont, permettraient de diminuer la morbidité et la mortalité liée à la consommation des aliments de mauvaise hygiène.

Cette étude révèle qu'on ne sévit pas envers son électorat et que les décisions ne vont pas avec la politique. Ces résultats corroborent ceux de Rudolf Ludwig Karl Virchow (1848) qui, cité par Houéto D et Laverack G. [42, p40] puis l'institut universitaire de médecine sociale et préventive de Lausanne (Suisse) en 1995 [98, p12] disait respectivement : « *Toute maladie a deux causes : l'une pathologique et l'autre politique* », "*Medicine is a social science and politics is nothing but medicine writ large!*" Tout était bien dit : « *La médecine est une science sociale et la politique n'est rien d'autre que la médecine en plus large échelle* ». La médecine étudie, prévient et traite des maladies, elle maintient ou rétablit un être vivant dans les meilleures conditions de santé. En tant que science sociale, elle étudie et analyse les manifestations de la société c'est-à-dire le comportement des êtres humains. L'analyse interpelle la politique qui organise et exerce le pouvoir dans une société organisée. En d'autres termes la santé dépend de la politique et le problème en cause dans cette étude a pour racines les politiques publiques mises en place, leur application et les mécanismes pour faire face à l'hygiène et à la sécurité sanitaire des aliments. L'insalubrité des deux quartiers (Yébu-béri et Yara-kinnin) qui abritent le marché et l'absence de plan d'assainissement devront guider les responsables en charge du développement communal et de la vie des citoyens, à agir autrement. Kofi Annan, ancien Secrétaire général de l'Organisation des Nations Unies déclarait [99, p2] : « *Nous ne vaincrons ni le SIDA, ni la tuberculose, ni le paludisme ni aucune autre maladie infectieuse qui frappe les PED, avant d'avoir gagné le combat de l'eau potable, de l'assainissement, et des soins de santé de base*».

Conclusion

« *Nous ne vaincrons ni le SIDA, ni la tuberculose, ni le paludisme, ni aucune autre maladie infectieuse qui frappe les PED, avant d'avoir gagné le combat de l'eau potable, de l'assainissement, et des soins de santé de base*».

(Kofi Annan
Ancien Secrétaire général de l'Organisation des Nations Unies, 2002)

La recherche de subsistance et le besoin de se nourrir quotidiennement sur les lieux de travail obligent les travailleurs du marché Arzèkè à consommer la nourriture qui leur est immédiatement accessible. La vente des aliments dans les lieux publics tout comme les marchés présente des perspectives de développement socio-économique. Cependant, la qualité hygiénique est douteuse mettant en péril l'état de santé des consommateurs. L'objectif principal de cette recherche était d'étudier l'hygiène des aliments directement consommables dans le marché Arzèkè de Parakou pour comprendre en quoi cette hygiène manquait afin de faire des suggestions, ensemble avec les parties prenantes concernées. Cette étude a permis de constater que les vendeurs d'aliments directement consommables dans le marché Arzèkè ne se préoccupaient du pain quotidien qu'au détriment des normes d'hygiène alimentaire en vigueur (recommandations de l'OMS relatives à la salubrité et la sécurité sanitaire des aliments ; la loi sur le code de l'hygiène publique au Bénin). Les résultats avaient montré que l'hygiène des aliments est déterminée par les comportements et les habitudes de vie qui sont liés à la méconnaissance des acteurs sur les recommandations de l'OMS pour des aliments plus sûrs, au non application des dispositions légales, à l'environnement physique et la position socio-économique des vendeurs. Tout ceci est entretenu par le contexte socio-économique et politique à travers la gouvernance et les politiques publiques. Au regard de ces résultats, nous suggérons quelques stratégies pour promouvoir l'hygiène et ce faisant, la santé des citoyens.

Suggestions

« *L'éducation, c'est la famille qui la donne ; l'instruction, c'est l'État qui la doit* ». (Victor Hugo)

L'amélioration de l'hygiène des aliments dans le marché Arzèkè passe par une action concertée de tous les intervenants : pouvoir législatif, association des consommateurs et des vendeurs, organisations non gouvernementales intervenant dans le domaine de la santé, pouvoir local. Chaque partie prenante devra jouer le rôle qui lui revient.

- **Pouvoir législatif**

Il révisera la loi n°87-015 du 21 septembre 1987 portant code d'hygiène publique au Bénin en la complétant par l'obtention d'un certificat en cuisine et en hygiène alimentaire avant l'autorisation pour la vente d'aliments directement consommables.

- **Association de défense des consommateurs et celle des vendeurs**

Elles travailleront en collaboration avec la municipalité, le ministère de la santé et les autres secteurs non sanitaires pour non seulement faire respecter et appliquer les textes mais aussi éduquer la population parakoise en général et les usagers de ce marché en particulier, à l'adoption de bonnes pratiques d'hygiène alimentaire et à l'éducation générale à la santé. Elles doivent veiller à ce que les intérêts de la communauté soient dûment pris en compte dans la planification et l'application des programmes de développement.

- **Organisations non gouvernementales intervenant dans le domaine de la santé**

Elles doivent renforcer les activités de promotion de la santé visant la participation des vendeurs de nourriture aux prises de décision relatives aux problèmes de santé liés à leurs activités dans le but de les rendre autonomes.

❖ **Pouvoir local**

La vente d'aliments directement consommables est une offre d'emplois qui contribue au développement de l'économie communale. Ainsi, les autorités locales, prenant appui sur l'expérience de l'Afrique du Sud [83] doivent :

➢ **Inclure la santé dans leurs politiques pour garantir la sécurité sanitaire des aliments et le bien-être des populations.**

Pour ce faire, les interventions seront fondées sur les cinq axes de la promotion de la santé :

- **L'élaboration d'une politique publique saine**

La promotion de la santé exige des responsables politiques de l'ensemble des secteurs non sanitaires de faire de la santé un axe central de la politique gouvernementale. Cela signifie qu'ils doivent prendre en compte les implications sanitaires dans toutes les décisions qu'ils prennent et donner la priorité aux politiques publiques qui évitent que les gens tombent malades et qui les protègent des traumatismes. Ainsi, l'accompagnement du politique et de l'État, la non autorisation de tout le monde à la vente de la nourriture, l'exigence du carnet de santé, la limitation de la vente de nourriture à la sauvette et la répression qu'avaient suggéré les acteurs impliquent l'application des politiques publiques déjà existantes en la matière car une cuisine de restaurant n'est pas une cuisine familiale. À cela s'ajoute l'enregistrement systématique de tous les vendeurs de nourriture, la création d'une restauration collective conforme aux normes de restauration, la délivrance d'une autorisation de vente de nourriture (certificat d'acceptabilité) conditionnée par une visite médicale et un carnet de vaccination certifiés, l'exigence d'une attestation de cuisine et d'hygiène (pour les nouveaux vendeurs) et une formation sur les bonnes pratiques d'hygiène des aliments (à tous). De même, l'imposition d'une nouvelle autorisation (en cas de changement d'activité) et la détention d'une carte commerciale sont indispensables.

- **La création des environnements favorables à la santé**

- Le secteur de l'alimentation dans les lieux publics tout comme les marchés de Parakou, est trop important pour que les autorités locales mettent en place de nouveaux mécanismes de contrôle et de promotion de l'hygiène. L'étude de la sociologie du milieu, le déplacement si possible du marché de cette zone malpropre, le dégagement d'un espace spécial pour la vente de nourriture, la recherche d'autres alternatives et l'amélioration du cadre de vie étaient des suggestions formulées par les enquêtés. L'inexistence d'un plan d'aménagement des deux quartiers abritant le marché et la réticence des autochtones à déguerpir, obligeraient à déplacer le marché vers un site respectant les règles d'urbanisme. Cela suppose l'implication et la participation de la communauté aux prises de décision, une collaboration entre autorités communales, organisations privées, acteurs d'autres secteurs dont les politiques publiques influencent la santé (pêche, agriculture, élevage, etc.). À cela s'ajoute la collaboration avec les spécialistes en promotion de la santé. L'inclusion sociale ou la participation des populations reposera principalement sur une communication à double sens des autorités municipales. Par conséquent, si elles souhaitent associer les vendeurs, cela nécessitera une approche différente (approche bottom-up et top-down) mettant plus l'accent sur la participation des individus et leur collaboration. L'évaluation systématique des effets du milieu sur la santé, et plus particulièrement de l'urbanisme est indispensable.

- Les aliments vendus dans ce marché constituent une menace pour la santé publique. Ainsi, des inspecteurs sanitaires doivent souvent contrôler la qualité de ces aliments (prélèvement des échantillons de nourriture pour analyse microbiologique en collaboration avec l'université de Parakou) et surveiller la conformité aux normes.

- **Le renforcement de l'action communautaire**

La formation des vendeurs de nourriture à l'application stricte des bonnes pratiques d'hygiène et leur accompagnement (facilitation) ont été les suggestions des enquêtés qui impliquent l'accès illimité et permanent aux informations sur la santé par les acteurs.

- **Le développement des aptitudes individuelles**

Les acteurs interviewés ont suggéré qu'il faut éduquer/instruire les gens et montrer le bien-fondé de l'hygiène des aliments aux populations. Cela suppose que les vendeurs de nourriture doivent acquérir des connaissances, des compétences et bénéficier des informations pour avoir la possibilité de faire les bons choix en matière de santé. La démarche comprendra entre autres des jeux de rôle participatifs dans lesquels les vendeurs pourront influencer les événements et les questions de discussion ouvertes, une éducation pour la santé qui leur permettront de développer des aptitudes et des automatismes pour un plus grand contrôle de leur propre santé.

- **La réorientation des services de santé**

Le plaidoyer auprès du politique et la collaboration du secteur de la santé avec la mairie étaient des suggestions formulées par les acteurs interrogés. Ceci suppose que le secteur de la santé doit se doter d'un nouveau mandat qui est celui de faire le plaidoyer (advocacy) auprès des autorités communales et des autres secteurs non sanitaires pour une politique sanitaire multisectorielle et l'adoption de modes de vie et comportements sains. Pour cela, il doit faire une mobilisation sociale et une médiation. Le plaidoyer est incontournable et permettra de s'attaquer aux facteurs identifiés à la base de la problématique en cause afin d'obtenir des changements à long terme. Il aidera à la création de conditions nécessaires à la lutte contre les déterminants de la mauvaise hygiène des aliments directement consommables. Ainsi donc, les secteurs sanitaires et non sanitaires doivent considérer les individus comme des agents de changement dans leur propre communauté et avoir recours à leur expertise pour aider à générer davantage de ressources afin de s'occuper d'autres aspects également impliqués dans la genèse du problème en cause.

La vision d'améliorer la santé et le bien-être des usagers du marché Arzèkè de Parakou nous conduit à proposer le plan d'actions suivant.

PLAN D'ACTIONS

*« Une vision qui ne s'accompagne pas d'action n'est qu'un rêve. Une action qui ne découle pas d'une vision, c'est du temps perdu. Une vision suivie d'action peut changer le monde ». (*Nelson Mandela)

Plan d'actions pour l'amélioration de la santé et du bien-être des usagers dans le marché Arzèkè de Parakou

Sommaire

Introduction

L'action sur les déterminants de l'hygiène des aliments directement consommables dans le marché Arzèkè de Parakou propose l'approche promotion de la santé et permet non seulement aux usagers de vivre en bonne santé mais promeut le bien-être à tous. Cela exige des politiques bien conçues en matière de développement durable. Les municipalités doivent se préoccuper des déterminants de la santé et développer des programmes et projets villes/villages en santé, en accordant une place importante aux liens qui existent entre les environnements, les comportements et les habitudes de vie, l'organisation du système de santé, la gouvernance locale et la santé. Notre étude réalisée dans le marché Arzèkè de Parakou sur l'hygiène des aliments directement consommables à la lumière de l'approche promotion de la santé, permet de proposer un plan d'action pour l'amélioration du problème en cause

1- Contexte et justification de l'élaboration du plan d'actions

La recherche de subsistance et le besoin de se nourrir quotidiennement sur les lieux de travail obligent les travailleurs du marché Arzèkè à consommer la nourriture qui leur est immédiatement accessible. Cependant, la qualité hygiénique est douteuse et met en péril l'état de santé des consommateurs. L'insatisfaction des consommateurs sur l'hygiène des aliments vendus les contraint parfois à faire de l'automédication pour prévenir les troubles gastriques et intestinaux. L'utilisation incontrôlée des antibiotiques expose la communauté à des résistances microbiennes aux antibiotiques dont les conséquences seront plus dramatiques pour les populations locales, nationales et mondiales. Nous avons donc conduit une étude intitulée « Hygiène des aliments directement consommables dans le marché Arzèkè de Parakou en 2018 » qui s'est intéressée à l'employeur (autorité communale ou son représentant), à la communauté (représentant de l'association de défense des consommateurs, du secteur de la santé et de l'agence béninoise pour la sécurité sanitaire des aliments) et aux employés (vendeurs d'aliments directement consommables et vendeurs qui achètent de la nourriture). Les déterminants impliqués sont l'environnement physique (cadre de vente, cadre de vie) et social (perceptions, connaissances des acteurs du marché sur les 5 clefs de l'OMS pour les aliments plus sûrs, les conséquences de la mauvaise hygiène des aliments sur la santé humaine), les comportements et habitudes de vie (manipulation, conservation et distribution des aliments) et l'organisation du système de santé. Ces déterminants socialement construits engendrent des inégalités sociales de santé. Les comportements et les habitudes de vie, de même que les environnements sont influencés par l'éducation (instruction, éducation pour la santé et littératie en santé), l'emploi et le revenu mensuel qui sont sous l'influence de la position socio-économique. Les vendeurs n'étaient pas les seuls responsables du problème en cause. Leurs comportements et habitudes de vie influencent l'environnement et vice versa. L'absence d'approche de la promotion de la santé (collaboration intersectorielle, implication/participation des individus à toutes les étapes des projets de développement local pour leur autonomisation et l'action sur les déterminants de la santé) favorise le manque d'hygiène des aliments directement consommables. L'accès à l'éducation/instruction, à l'information sur la santé ou l'insertion dans les réseaux sociaux sont autant d'éléments qui entrent dans les comportements, au-delà de la seule responsabilité individuelle. L'état de santé des individus est aussi lié, en partie à leur position sociale. Leur catégorie sociale les expose à une combinaison variable de ressources et de contraintes. À chaque position sociale correspond un niveau spécifique de ressources et de contraintes matérielles, comportementales et une exposition à un certain nombre de facteurs de risque. Derrière les déterminants sociaux qui engendrent des inégalités sociales de santé, on retrouve la gouvernance à travers la politique macroéconomique, les politiques sociales, les politiques publiques des secteurs concernés et la collaboration entre eux. Les comportements en santé sont aussi influencés par l'environnement créé par les politiques publiques. Les inégalités sociales de santé s'amplifient par le fait que les déterminants sociaux de santé varient d'un individu à un autre et que l'hygiène des aliments résulte de la combinaison de plusieurs déterminants sur lesquels il faudra dès lors agir conjointement.

Les résultats de notre étude ont montré que la majorité des vendeurs sont des non scolarisés. Ils ne connaissent pas les cinq clefs de l'OMS pour les aliments plus sûrs. Aussi, les textes en vigueur ne sont pas appliqués et les décisions en matière de santé ne vont pas avec la politique. Si rien n'est fait, nous allons assister impuissants, non seulement à des cas de toxi-infections-alimentaires collectives (TIAC) soignés quotidiennement par l'automédication avec risque de résistances microbiennes aux antibiotiques, mais aussi à la démotivation des travailleurs de ce marché, à la baisse de la productivité, à la nuisance de l'économie et du développement national et à l'alourdissement de la charge de travail dans les formations sanitaires.

2- But et objectifs

2-1- But

Améliorer la santé et le bien-être des usagers dans le marché Arzèkè de Parakou.

2-2- Objectif général

Réduire de 80% les mauvaises pratiques relatives à la manipulation, à la conservation et à la distribution des aliments directement consommables dans le marché Arzèkè de Parakou d'ici 2024

2-3- Objectifs spécifiques

- Recenser tous les vendeurs d'aliments directement consommables dans le marché Arzèkè (OS1)
- Renforcer la capacité de tous les vendeurs d'aliments directement consommables dans le marché Arzèkè sur les bonnes pratiques d'hygiène alimentaire (OS2)
- Améliorer le cadre de vie (OS3)

Pour atteindre ces objectifs, voici les stratégies à adopter.

3- Stratégies

Les stratégies seront présentées par rapport à chaque objectif spécifique.

OS1 : Recenser tous les vendeurs d'aliments directement consommables dans le marché Arzèkè

- **Stratégie 1**: Information
- **Stratégie 2 :** Recrutement/ Recensement

OS2 : Renforcer la capacité de tous les vendeurs d'aliments directement consommables dans le marché Arzèkè

- **Stratégie 1** : Éducation/Instruction/Formation
- **Stratégie 2 :** Promotion de la santé communale

OS3 : Améliorer le cadre de vie

Stratégie : Assainissement

4- Activités

Les activités seront présentées dans les pages suivantes et ceci dans un tableau en fonction de chaque stratégie ayant découlée d'un objectif spécifique tout en précisant les principaux acteurs et les indicateurs de suivi.

.

Tableau d'opérationnalisation des stratégies et des activités

OG[1]	OS[2]	Stratégies	Activités	Indicateurs	Acteurs	Délai
Réduire de 80% les mauvaises pratiques relatives à la manipulation, à la conservation et à la distribution des aliments directement consommables dans le marché Arzèkè de Parakou d'ici 2024	**1** : Recenser tous les vendeurs d'ADC[3]dans le marché Arzèkè	Information	**1 :** Plaidoyer auprès des autorités locales	Proportion de parties prenantes ayant adhérée	Professionnels de la PS[4]	Juillet 2021
			2 : Implication/ participation des vendeurs	Nombre de vendeurs impliqués	Autorités communales Professionnels de la PS	
			3 : Explication /compréhension de l'importance du recensement	Nombre de vendeurs acquis à la cause		
		Recrutement/ Recensement	Recrutement agents recenseurs	Nombre d'agents recrutés	Autorités communales	
			Recensement	Nombre de vendeurs recensés		
	2 : Renforcer la capacité de tous les vendeurs d'ADC[3]dans le marché Arzèkè	Éducation/ Instruction /Formation	Définition des objectifs pédagogiques	Objectifs établis	Autorités communales Professionnels de la PS	
			Élaboration du plan de formation	Plan de formation		
			Identification des sources de financement	Financement existant		

			Définition des techniques d'apprentissage	Supports de formation existants		
			Formation sur les bonnes pratiques d'hygiène alimentaire	Rapports de formation		
			Alphabétisation des adultes,	Nombre de personnes alphabétisées	Autorités communales	
			Instruction des enfants jusqu'à 18 ans	Nombre d'enfants de 0-18 ans instruits	Autorités communales	
		Promotion de la santé communale	Création d'un service de PS communal	Existence du Service PS communale	Autorités communales	D'ici 2021
			Inspection des vendeurs d'ADC	Nombre de supervisés	Autorités communales Professionnels PS	Trimestriel
			Prélèvements et analyses microbiologiques des aliments	Rapport d'activité		
	3 : Améliorer le cadre de vie	Assainissement du cadre de vie	Élaboration plan assainissement	Plan d'assainissement	Mairie Professionnels PS	D'ici fin 2020

			Information/Explication du bien-fondé de l'intervention à la communauté	Rapport d'activité	Autorités communales Professionnels PS	
			Négociation/ adhésion/ Relogement/récupération ossements parents enterrés	Nombre d'adhérents	Autorités communales	D'ici 2023
			Journées de salubrité	Nombre de journée organisée	Autorités communales Professionnels PS	Hebdomadaire
			Utilisation toilettes publiques/ puisards	Nombre des personnes utilisant latrines publiques/puisards	Autorités communales Professionnels PS	D'ici 2021

---

[1] Objectif général (OG)

[2] Objectifs spécifiques (OS)

[3] Aliments directement consommables (ADC)

[4] Promotion de la santé (PS)

Cadre logique			
	Indicateurs objectivement vérifiables	**Sources de vérification**	**Hypothèses**
Objectif général : Réduire de 80% les mauvaises pratiques relatives à la manipulation, à la conservation et à la distribution des aliments directement consommables dans le marché Arzèkè de Parakou d'ici 2024	- Prévalence des maladies d'origine alimentaire - Taux de morbidité - Charges microbiennes en flore aérobie mésophile	- Rapports mensuels des formations sanitaires de la commune - Annuaire statistique du Ministère de la santé. - Rapport trimestriel de supervision et d'analyse microbiologique	
Objectifs spécifiques (OS) -Recenser tous les vendeurs d'ADC dans le marché (OS1) -Renforcer la capacité de tous les vendeurs d'ADC (OS2) -Améliorer le cadre de vie (OS3)	- Degré d'empowerment communautaire -% de personnes formées sur les bonnes pratiques d'hygiène alimentaire (BPH) -Nombre de vendeurs recensés -Insertion de la PS dans l'agenda politique locale - Taux de renforcement de capacité des parties prenantes impliquées	- Plan développement communal - Rapports d'activité annuelle - Enquêtes et observations - Rapports de formation	- Faible morbidité - Poursuite des actions de PS - Enregistrement total des vendeurs d'ADC
Résultats (extrants) Les usagers du marché Arzèkè de Parakou sont en parfait état de santé et de bien-être	- Plusieurs secteurs collaborent - 100% population est impliquée dans les projets PS - 100% des concernés sont formés en BPH - L'agenda politique tient compte de la PS	- Rapports de formation - Rapports d'activité annuelle - Rapports d'enquête - Observations	- Pleine participation de la communauté - Bonne collaboration des parties prenantes - Approbation du pouvoir local et des autres secteurs

Intrants (Ressources) -Secteur sanitaire (Professionnels en PS) et non sanitaires , Autorités communales - Budget et Financement (Formation, communication, etc.)	Budget : 200 millions FCFA	Documents de planification	Disponibilité des ressources

Références

1. OMS. Charte d'Ottawa pour la promotion de la santé, texte intégral. 1986 ; 2p.
2. Mensah P, Yeboah-Manu D, Owusu-Darko K, Ablordey A. Street foods in Accra ? How safe are they ? Bull World Health Organ. 2002 ; 80 : 546-554.
3. Drabo KM, Pare Toe L, Savadogo LGB, Tarnagda Z, Zeba AN, Zongo I, et al. Caractéristiques de l'alimentation de rue dans la ville de Bobo-Dioulasso, Burkina Faso. Bull Soc Pathol Exot. 2009 ; 102 (1) : 36-40.
4. Donkor ES. Application of the WHO five keys of food safety to improve food handling practices of food vendors in a poor resource community in Ghana. East Afr J Public Health. 2009 ; 6 (2) : 148-51.
5. Feglo P, Sakyi K. Contamination bactérienne d'aliments vendus dans la rue à kumassi, au Ghana. J. Med. Biomed. Sci. 2012 ; 1 : 1-8.
6. Monney I, Agyei D, Owusu W. Hygienic practices among food vendors in educational institutions in Ghana : The case of Konongo. Foods. 2013 ; 2 (3) : 282-294.
7. OMS. Résistance aux antibiotiques. [Internet]. Fév 2018 ; disponible sur : www.who.int Consulté le 11/06/2018 à 20h03min
8. Weiss K. La résistance bactérienne. La nouvelle guerre froide. Le Médecin du Québec. 2002 ; 37 (3) :41-49.
9. Carle S. La résistance aux antibiotiques : un enjeu de santé publique important ! Pharmactuel. 2009 ; 42 Suppl 2 : S6-21.
10. Canet C, N'Diaye C. L'alimentation de rue en Afrique. FNA/ANA. 1996 ; 17 (18) : 4-13.
11. Chauliac M, Bricas N, Atègbo E, Amoussa HW, Zohoun I. L'alimentation hors du domicile des écoliers de Cotonou (Bénin). Cahiers de santé. 1998 ; 8 : 101-108.

12. Barro N, Traoré SA. Aliments de rue au Burkina-Faso : caractéristiques des vendeurs et de consommateurs, salubrité des aliments de rues et santé des consommateurs. Rapport CRSBAN-SA-DAOC sur l'alimentation de rue au Burkina-Faso. 2001 ; 49p.
13. Baba-Moussa L, Bokossa YI, Baba-Moussa F, Ahissou H, Adéoti Z, Yèhouénou B; et al. Étude des possibilités de contamination des aliments de rues au Bénin : Cas de la ville de Cotonou. J. Rech. Sci. 2006 ; 8 (2) : 149-156.
14. Larousse. https://www.larousse.fr/dictionnaires/francais/aliment/2271
15. Glossaire Hygiène des aliments. Norme NF V 01-00.pdf. 2004 ; 1 : 39p.
16. Ag Bendech M, Chauliac M, Malvy D. Alimentation de rue, mutations urbaines et différenciations sociales à Bamako (Mali). Sci. Soc et Santé.1998 ; 16 (2) : 24-58.
17. Barro N, Ouattara CAT, Nikiema PA, Ouattara AS, Traoré AS. Évaluation de la qualité microbienne de quelques aliments de rue dans la ville de Ouagadougou au Burkina Faso. Cahiers d'études et de recherches Francophones/santé. 2003 ; 12 (4) : 369-74. Disponible sur https://www.jle.com Consulté le 09/11/2018.
18. Direction de l'écologie urbaine. Service d'hygiène et de santé. Hygiène urbaine et alimentaire. Bonnes pratiques en hygiène alimentaire 4ème éd. Lyon ; 2014. 72p
19. FAO. Rapport du sommet mondial de l'alimentation: cinq ans après. Rome. 2002 ; 87p. http://www.fao.org/3/a-y7106f.pdf
20. OMS. Glossaire de la promotion de la santé, Division de la promotion, de la communication pour la santé, service éducation sanitaire et promotion de la santé. Genève. 1999 ; 25 p.
21. Bouchet C. Zoom sur la prévention, l'éducation pour la santé, la promotion de la santé. 2000 ; 10p.
22. Cultures et Santé. La littératie en santé. D'un concept à la pratique. Bruxelles ; 2016.

23. Fortin JP, Groleau G, Lemieux V, O'Neill M, Lamarche P. L'action intersectorielle. Direction régionale de Santé Publique de Québec.1994 ; 44p. www.santecom.qc.ca
24. Harnois G, et al. "Pour un partenariat élargi: projet de politique de santé mentale pour le Québec. Comité pour la politique de santé mentale. Gouvernement du Québec. 1987 ; 185 pages.
25. Nick, Lunch C. Vidéo Participative: Perspectives et Applications. 1èreéd. InsightShare ; 2006. Disponible sur : https://sgp.undp.org Consulté le 24/10/2018
26. OMS. Commission des Déterminants sociaux de la Santé. Rapport du Secrétariat. 2009 ; 6p.
27. OMS. Les inégalités en matière de santé et leurs causes. https://www.who.int/features/factfiles/health_inequities/facts/fr/ consulté le 14 janvier 2019 à 02h05min
28. Québec. Qu'est-ce-qu'une politique publique favorable à la santé ? Fiche d'information scientifique n°00006, 1p. http://www.kino-quebec.qc.ca/Fiches/Fiche6.pdf
29. Barro N, Bello AR, Savadogo A, Ouattara CAT, Ilboudo AJ, Traoré AS. Hygienic status assessment of dish washing waters, utensils, hands and pieces of money from street food processing sites in Ouagadougou (Burkina Faso). African Journal of Biotechnology. 2006 ; 5 (11) : 1107-1112, Available online https://academicjournals.org/journal/AJB/article-full-text-pdf/1B389AD6494
30. Cheftel E, Spiegel A, Bornert G, Morell E, Michel A, Buisson Y. Toxi infection alimentaire à Shigella flexneri dans une collectivité militaire. Cahiers d'études et de recherches francophones/santé. 1997 ; 7 (5) : 295-9. Disponible sur : https://www.jle.com Consulté le 19/11/2018
31. David J. Attribution des cas de salmonelloses humaines aux différentes filières de production animale en France. Adaptabilité et robustesse du modèle bayésien d'attribution par typage microbiologique. Biologie cellulaire. Agrocampus - École nationale supérieure d'agronomie de rennes, 2009. Français. <tel-00485441>

32. Baba-Moussa F, Bankolé SH, Adéoti K, Ahouandjnou H, Gbénou J, Toukourou F, et al. Study of microbiological quality of the fermented drink "TCHAKPALO" consumed in Benin roads. International Research Journal of Microbiology (IRJM). 2012 ; 3(4) : 147-152. Available online https://www.interesjournals.org/articles/study-of-microbiological-quality-of-the-fermented-drink-tchakpalo-consumed-in-benin-roads.pdf
33. Kruy SL, Soares J L, Ping S, Flye S-MF. Qualité microbiologique de l'aliment "glace, crème glacée, sorbet" vendu dans les rues de la ville de Phnom Penh; avril 1996 - avril 1997. Bull Soc Pathol Exot. 2001 ; 94 (5) : 411-414.
34. Institut pasteur. Centre national de référence des Escherichia coli, Shigella et Salmonella. Fièvres typhoïdes et para typhoïdes. www.pasteur.fr Consulté le 15 novembre 2018
35. Institut pasteur. Centre national de référence des vibrions et du choléra. Choléra. www.pasteur.fr Consulté le 15 novembre 2018
36. Berche P, Weil O. Incidence et mortalité du choléra en Afrique en 1991-1992. Méd Mal Infect. 1993 ; 23 (6) : 92-98.
37. Institut pasteur. Unité Hépacivirus et immunité innée. Hépatites virales. www.pasteur.fr Consulté le 15 novembre 2018
38. Bennish ML, Bogdan JW. Mortality due to Shigellosis: community and hospital data. Rev infect dis.1991 ; 13 (suppl. 4), S245-S251.
39. Lalonde M. Nouvelle perspective de la santé des canadiens. Ottawa. 1974 ; 83p. Disponible sur : www.phac-aspc.gc.ca/ph-sp/pdf/perspect-fra.pdf
40. Commission d'enquête sur les services de santé et les services sociaux. Commission Rochon. Rapport. Les publications du Québec. 1988 ; p63-64.
41. OMS. Déclaration politique de Rio sur les déterminants sociaux de la santé. 2011;8p. https://www.who.int/sdhconference/declaration/Rio_political_declaration_French.pdf
42. Houéto D, Laverack G. Promotion de la santé et autonomisation dans le contexte africain. Raleigh (États Unis d'Amérique) : Lulu Enterprises Inc. Rossendale Books ; 2014.

43. http://depollunet.free.fr/index.php?option=com_content&view=article&id=177%3Ales-poussieres&catid=105&Itemid=128&limitstart=1 Les poussières. Consulté le 05 /11/2017 à 10h23min
44. Agents Pathogènes. Ascaris spp. Disponible sur : http://www.canada.ca/fr/sante Consulté le 08 /11/2017 à 18h53min
45. Mosupye FM, Holy AV. Microbiological hazard identification and exposure assessment of street food vending in Johannesburg, SA. International Journal of Food Microbiology. 2000 ; 61 : 137-145.
46. Chambre de commerce et d'industrie Aveyron. Les règles d'hygiène en restauration 2014 ; 15p.
47. Oguntona CRB, Tella TO. Street food and dietary intakes of Nigerian urban market women. International Journal of Food Sciences and Nutrition. 1999, 50, 383-390.
48. Gawande HA, Mishra AA, Shukla RN, Jain J. Socio-economic profile of street food vendors and quality evaluation of Samosa and Panipuri in Allahabad City, (UP) India. International Journal of Agriculture and Food Science Technology. 2013 ; 4 (3) : 275-280. Accessed on : https://www.researchgate.net/publication/259657895_Socioeconomic_Profile_of_Street_Food_Vendors_and_Quality_Evaluation_of_Samosa_and_Panipuri_in_Allahabad_City_UP_India
49. Martins JH. Socio-economic and hygiene features of street food vending in Gauteng. SAJCN. 2006 ; 19 (1) : 18-25.
50. Campos AKC, Cardonha AMS, Pinheiro LBG, Ferreira NR, Medeiros d'Azevedo PR, Stamford TLM. Assessment of personal hygiene and practices of food handlers in municipal public schools of natal,Brazil. Food contro. 2009 ; 20 :9, 807-810. Available : https://www.sciencedirect.com Accessed 15 december 2018
51. Abdullah Sani N, Siow ON. Knowledge, attitudes and practices of food handlers on food safety in food service operations at the Universiti Kebangsaan Malaysia. Food control. 2014; 37(1):210-217. Accessed 15 december 2018. https://www.re-

searchgate.net/publication/275171783_Knowledge_attitudes_and_practices_of_food_handlers_on_food_safety_in_food_service_operations_at_the_Universiti_Kebangsaan_Malaysia

52. Assemblée nationale. Loi n°87-015 du 21 septembre 1987 portant code d'hygiène publique en République du Bénin.

53. Présidence de la République du Bénin. Décret n°2011-113 du 08 mai 2012 portant création de l'agence béninoise de sécurité sanitaire des aliments. Consulté le 18 novembre 2018 sur : https://www.abssa-bj.org

54. Présidence de la République du Bénin. Décret n°2017-433 du 10 août 2017 portant attributions, organisation et fonctionnement de l'Agence Béninoise de Sécurité Sanitaire des Aliments (ABSSA). 2017 ; 14p. Consulté le 18 novembre 2018 sur https://sgg.gouv.bj

55. Benin.fm. Comment acquérir une place au marché auprès de la SOGEMA. https://benin.fm/formalite/acquerir-une-place-au-marche-aupres-de-la-sogema/

56. Abou-Bakari Imorou. Dynamique des pouvoirs locaux liés à la gestion du Marché Central de Parakou. Bulletin de l'APAD [En ligne], 19 | 2000, mis en ligne le 24 juillet 2006, consulté le 01 mars 2019. URL : http://journals.openedition.org/apad/436 .

57. OMS. Département sécurité sanitaire des aliments, zoonoses et maladies d'origine alimentaire. Cinq Clefs pour des aliments plus sûrs. 2007 ; 32p.

58. Centre National de la Fonction Publique Territoriale. La réglementation des marchés communaux. 2013 ; 4p.

59. Ville de Champigny-sur-Marne. Règlement des marchés communaux. Arrêté municipal. 2013 ; 21p.

60. Marché Jean-Talon de Montréal. www.tripadvisor.fr consulté le 15 juin 2018

61. Prudencio J. 10 adresses gourmandes sur Jean-Talon que tous les foodies montréalais… https://www.narcity.com consulté le 20 juin 2018

62. Le marché public 440. Votre marché public à Laval depuis 1983 www.marche-public440.com consulté le 20 juin 2018 à 20h
63. Site officiel de l'administration Française. Demande d'emplacement dans un marché public ou une halle-professionnelle. https://www.service-public.fr Consulté le 20 juin 2018 à 19h30
64. MAPAQ. Hygiène et salubrité en alimentation-Accès compétences. https://www.accescompetencescsrs.ca consulté le 20 juin 2018
65. MAPAQ. Formation obligatoire en hygiène et sécurité alimentaires. https://www.mapaq.gouv-qc.ca consulté le 22 juin 2018
66. MAPAQ. Inspection des aliments. https://www.mapaq.gouv.qc.ca consulté le 22 juin 2018
67. OMS. Marchés-santé : guide pour le respect des conditions d'hygiène sur les Marchés alimentaires. 2007 ; 66p. www.Who.int.healthymar consulté le 30/10/2018
68. Marmot M. Social determinants of health inequalities. Public Health. Lancet 2005; 365: 1099–104. Disponible sur : m.marmot@ucl.ac.uk , www.thelancet.com , https://scholar.google.com
69. Paquette J, Leclerc BS, Bourque S. La santé dans tous ces états : les déterminants sociaux de la santé. Trousse pédagogique, CSSS de Bordeaux-Cartierville– Laurent-CAU, Montréal. 2014 ; 45p. Disponible sur https://www.csssbcstl.qc.ca consulté le 26 décembre 2018
70. WHO. Regional consultation on safe street foods. Bangkok, Thailand. 2011 ; 69p. http://apps.searo.who.int/PDS_DOCS/B4878.pdf?ua=1
71. Wilkinson R, Marmot M. Les déterminants sociaux de la santé. Les faits. OMS, Deuxième édition. 2004 ; 40p. Disponible sur http://www.euro.who.int/__data/assets/pdf_file/0006/98439/E82519.pdf consulté le 26 décembre 2018.
72. Grant L, O'Hara G. "The Spirit Level" by Richard Wilkinson and Kate Pickett. Geography sheffield, england. 2010 ; 95(3), 149-153
https://www.researchgate.net/publication/259854638_The_Spirit_

Level_by_Richard_Wilkinson_and_Kate_Pickett Consulté le 18 janvier 2019
73. Moleux M, Schaetzel F, Scotton C. Les inégalités sociales de santé : déterminants sociaux et modèles d'action. IGAS, rapport n° RM2011-061p. 2011 ;124p https://www.ladocumentationfrancaise.fr/var/storage/rapports-publics/114000580.pdf Consulté le 18 janvier 2019
74. Portail Officiel du Gouvernement Béninois. Géographie du Bénin. www.Gouv.bj
75. Situation géographique-Mairie de Parakou https://www.mairieparakou.bj consulté le 20 août 2018 à 06h18
76. INSAE. Cahier des villages et quartiers de ville du département du Borgou (RGPH-4, 2013). 2016 ; 31p.
77. Practica et Cowi/IGIP. Plan directeur d'assainissement des eaux usées et excréta de la commune de Parakou. 2015 ; 259p.
78. Ministère de la Santé. Annuaire statistique sanitaire. 2017 ; 165p.
79. Décret n° 2014-205 du 13 Mars 2014 portant réglementation de la délivrance du permis de construire en République du Bénin, 19p. p2, Art 3.
80. Krefting L. Rigor in qualitative research: The assessment of trustworthiness. American occupational therapy association. 1991 ; 45(3) : 214-22]
81. Pelletier C, PAGÉ G. Les critères de rigueur scientifique en recherche. Recherche en soins infirmiers. 2002 ; 68 : 35-42
82. Gadaga TH, Ntsike MM, Ntuli V. Socio-economic and hygienic aspects of street food vending in Maseru City, Lesotho. USWA Research Journal of Agriculture, Science and Technology. 2014; 15: 28-39
83. Von Holy A, Makhoane FM. Improving street food vending in South Africa: Achievements and lessons learned. International Journal of Food Microbiology. 2006; 111: 89–92
84. Rheinländer T, Olsen M, Bakang JA, Takyi H, Konradsen F, Samuelsen H. Keeping up appearances: Perceptions of Street Food

Safety in Urban Kumasi, Ghana. Journal of Urban Health: Bulletin of the New York Academy of Medicine. 2008; 85 (6):952-64
85. Donkor ES, Kayang BB, Quaye J, Akyeh ML. Application of the WHO Keys of Safer Food to Improve Food Handling Practices of Food Vendors in a Poor Resource Community in Ghana. Int. J. Environ. Res. Public Health. 2009 ; 6 : 2833-2842
86. Chukuezi CO. Food safety and hyienic practices of street food vendors in Owerri, Nigeria. Stud Sociol Sci. 2010; 1:50–57
87. FAO/WHO. General Requirements (Food Hygiene). Food Standards Programme, Codex Alimentarius Commission, Rome, Italy. 1997. Available online: http://www.fao.org/docrep/w6419e/w6419e00.HTM#Contents (accessed on 21 January 2019
88. Apanga S, Addah J, Sey DR. Food safety knowledge and practice of street food vendors in rural northern Ghana. Food and Public Health. 2014; 4(3): 99-103
89. Nurudeen AA, Lawal AO, Ajayi S. A survey of hygiene and sanitary practices of street food vendors in the Central State of Northern Nigeria. Journal of Public Health and Epidemiology. 2014; 6(5):174-181
90. Pomperayer RDMC, Gaylarde CC. The influence of temperature on the adhesion of mixed culture of Staphylococcus aureus and Escherichia coli to propylene. Food microbiol. 2000 ; 17: 361-365
91. Odonkor ST, Adom T, Boatin R, Bansa D, Odonkor CJ. Evaluation of hygiene practices among street food vendors in Accra metropolis, Ghana. Elixir Food Science. 2011; 41: 5807-5811
92. Goffman E.The Presenting of Self in everyday life. New York: Anchor Books; 1956
93. OMS. Combler le fossé en une génération : instaurer l'équité en santé en agissant sur les déterminants sociaux de la santé. Rapport final de la Commission OMS des Déterminants sociaux de la Santé. 2008 ; 31p
94. OMS/ Europe. Santé maternelle et néonatale. www.euro.who.int].

95. Pecqueur Bernard. Le développement local. Syros, 2ème édition, revue et augmentée. 2000 ; 132p

96. Houéto D, d'Hoore W, Deccache A. Perceptions de la participation des parents par les professionnels de santé à la lutte contre le paludisme de l'enfant au Bénin. Santé publique. 2008 ; 20 (1) : 19-28

97. Riet HV, den Hartog AP, Hooftman DAP, Foeken DWJ, Mwangi AM, van Staveren WA. Determinants of Non–Home-Prepared Food Consumption in Two Low-Income Areas in Nairobi. Nutrition in Africa. 2003 ; 19 (11/12) :1006-12

98. Institut universitaire de médecine sociale et préventive. Un quart de siècle à l'institut universitaire de médecine sociale et préventive. Lausanne (Suisse). 1995 ; 32p, p12

99. OMS. Liens entre l'eau, l'assainissement, l'hygiène et la santé. Faits et chiffres. 2004 ; 2p, p2

Annexe

Annexe 1: Guide d'entretien individuel semi structuré

Note d'information pour un consentement

Bonjour monsieur (ou madame). Nous sommes des étudiants en master 2 Promotion de la santé. Nous menons une enquête sur l'hygiène des aliments directement consommables dans le marché Arzèkè. L'étude vise à analyser les conditions d'hygiène des aliments directement consommables dans le marché Arzèkè. À cet effet, nous souhaiterions nous entretenir avec vous maximum 60 min sur le sujet. Soyez rassuré monsieur (ou madame) de la confidentialité de vos réponses. Voulez-vous participer à l'enquête ? Oui /_ / Non /_/

Mode d'enregistrement accordé : Audio /____/ Manuel /____/

Heure de début : /____ /

N°	**Caractéristiques sociodémographiques**		**Code**
1	Sexe	1-Masculin 2-Féminin	/___/
2	Quelle est votre occupation professionnelle ?		
Thème : Vente d'aliments directement consommables dans le marché Arzèkè			
Sous-thèmes			**Observations**
3	Effectif total de vendeurs/vendeuses de repas installés dans le marché		Spécifique à l'employeur ou son représentant
4	Procédure d'obtention de place et d'autorisation de vente d'aliments et autres articles		
5	Perception sur l'hygiène des aliments (manipulation, conservation, distribution des aliments par les vendeurs, cadre de vente…)		
6	Causes probables du manque d'hygiène autour des aliments consommés dans ce marché		
7	Conséquences du manque d'hygiène des aliments (sanitaire, socioéconomique,...)		
8	Système mis en place pour contrôler la qualité et la sécurité sanitaire des aliments directement consommables		

9	Difficultés rencontrées pour faire respecter l'hygiène des aliments (organisationnelles et autres)		
10	Formation donnée aux vendeurs/vendeuses de nourriture pour améliorer leurs pratiques. Périodicité		
11	Textes réglementant l'activité : Existence et vulgarisation		
12	Recommandations de l'OMS sur les cinq clefs pour des aliments plus sûrs : Quelles stratégies à adopter pour leur application ?	Prendre l'habitude de la propreté	
		Séparer les aliments crus des aliments cuits	
		Faire bien cuire les aliments	
		Maintenir les aliments à bonne température (moins de 5°C ou à plus de 60°C jusqu'au moment de les servir)	
		Utiliser de l'eau et des produits sûrs	
Dispositions légales			
13	Loi n°87-015 du 21 septembre 1987 portant code d'hygiène publique en République du Bénin. Stratégies à adopter pour son application.	Article 46 : Marchés de plein air et ventes ambulantes doivent être conçus de manière à permettre une protection des denrées contre soleil, intempéries, poussières, mouches et autres insectes. Que pensez-vous du marché Arzèkè ?	
		Article 47 : Vendeurs et vendeuses des denrées immédiatement consommables doivent les protéger de manière adéquate. Que faites-vous à ceux qui ne respectent pas cela ?	
		Article 44 : Manipulation des denrées est interdite aux vendeurs en cas d'affections cutanées-muqueuses, respiratoires ou intestinales. Les vendeurs sont-ils soumis à des visites médicales périodiques et à des vaccinations ? Pourquoi ? Comment cela est organisé ?	
		Article 48 : Propreté (restaurants, gargotes, autres lieux de consommation et de vente, ustensiles et couverts lavés à l'eau savonneuse après utilisation, tables recouvertes de matériaux imperméables et lisses pour un nettoyage facile et régulier). Article 57 : Utilisation de glacières ou engins aménagés (vente ambulatoire des boissons glacées et autres produits laitiers) pour protection contre toute souillure ou altération. Dispositions prises pour respecter ces mesures ?	

	Actions envers contrevenants ?	
Collaboration intersectorielle		
14	Cadre de concertation avec autres secteurs concernés : Existence ? Quels secteurs ? Comment se passe la collaboration ?	
15	Contrôle de la qualité et de sécurité sanitaire des aliments. Comment cela se passe au niveau du marché Arzèkè?	
16	Réalisation des études relatives à l'évaluation de tous risques sanitaires, zoo sanitaires, phytosanitaires et ichtyo-sanitaires. Dernière dans la commune de Parakou ? Résultats ?	
17	Certification sanitaire des aliments. Procédure ? Cas des aliments directement consommables à Arzèkè ?	
18	Rôle régulateur des organes de contrôle : Quels sont ces organes ? Comment se fait la régulation?	
19	Fourniture aux décideurs des informations et des données pour asseoir les orientations de politiques en matière de gestion des risques. Quels sont les risques déjà notifiés.	Spécifique à l'Agence Béninoise pour la Sécurité Sanitaire des aliments
20	Actions de promotion de l'hygiène des aliments directement consommables dans le marché	

Heure de fin de l'entretien : /____/

Durée de l'entretien : /____/

Annexe 2 : Guide pour une discussion de groupe semi structurée
Note d'information

Bonjour monsieur/messieurs et/ou madame/mesdames. Nous sommes des étudiants en master 2 Promotion de la santé. Aujourd'hui, nous ferons une discussion avec vous sur l'hygiène des aliments directement consommables dans le marché Arzèkè. La discussion permettra d'analyser les conditions d'hygiène des aliments directement consommables dans le marché Arzèkè. Elle durera maximum 90min et sera enregistrée. Soyez rassurer monsieur/messieurs et/ou madame/mesdames de la confidentialité de vos réponses. Chaque participant sera invité à se présenter (nom et prénom, âge, profession, situation matrimoniale, niveau d'instruction).

Heure de début de la discussion de groupe : /____ /

Thème : Hygiène des aliments directement consommables : Perspectives, actions correctives	
N°	**Sous-thèmes**
	Projection de photographies et vidéos participatives
1	Commentaire du mini-film et des photographies
2	Motivation à la vente et à la consommation de nourriture dans le marché
3	Éléments favorisant les dysfonctionnements observés (liés à l'organisation du marché, aux vendeurs, aux consommateurs)
4	Conséquences des dysfonctionnements (Sanitaire, socioéconomique)
5	Procédure d'obtention de place et d'autorisation de vente d'aliments et autres articles
6	Dispositions légales
7	Sources d'information
8	Formations (culinaire et en hygiène des aliments)
9	Contrôle de la qualité des aliments
10	Cinq clés de l'OMS pour des aliments plus sûrs : Connaissance, application (manipulation, conservation et distribution)
11	Actions correctives

Heure de fin de la discussion : /____ /   Durée de la discussion : /____ /

Annexe 3 : Grille d'observation des dysfonctionnements pour la prise de vidéos et photos

N°	**Éléments observés**
	Environnement immédiat de la vente et cadre de vie
1	Présence d'animaux errants (poulets, chien, moutons, etc.).
2	Déchets solides et liquides à proximité ou à l'intérieur
	Manipulation, conservation et distribution de la nourriture
3	Marchandise posée à même le sol
4	Aliments non couverts
5	Présence de mouches sur la nourriture, les ustensiles…
6	Aliments non maintenus à chaud sur un fourneau
7	Aliments servis à mains nues
8	Aliments cuits et crus conservés ensembles
9	Plats lavés non protégés ou couverts par une nappe
10	Cuillères lavées non plongées dans de l'eau bouillante
	Hygiène personnelle du vendeur
11	Pas de port de coiffe ou foulard, ni de bavette propre
12	Présence de plaie à la main non soignée
13	Ongles longs et sales
14	Se moucher sans protection et sans lavage de mains puis reprise de la vente
15	Change de couche à son enfant
16	Tousse sans protéger la bouche
17	Bavardage devant la nourriture avec risque d'émission des gouttelettes de pflüdge dans le repas…).

RÉSUMÉ

Introduction : La recherche de subsistance et le besoin de se nourrir quotidiennement sur les lieux de travail obligent les travailleurs du marché Arzèkè à consommer la nourriture qui leur est immédiatement accessible. L'insatisfaction des consommateurs sur l'hygiène des aliments vendus les contraint parfois à faire de l'automédication pour prévenir les troubles gastriques et intestinaux. L'objectif de cette étude était d'étudier l'hygiène des aliments directement consommables dans le marché Arzèkè de Parakou en 2018.

Méthode : Il s'agissait une étude d'observation transversale descriptive à visée analytique (recherche participative à base communautaire) qui s'était déroulée du 01er au 22 février 2019. Elle comprend des données provenant d'une triangulation de diverses méthodes qualitatives. Des observations (cadre de vente, cadre de vie), des entretiens individuels et des discussions de groupe semi-structurés ont été effectués. Quatorze vendeurs de nourriture, dix consommateurs et neuf professionnels de santé issus de différents secteurs, tous des volontaires ont été identifiés pour l'étude.

Résultats : Tous les vendeurs, consommateurs et professionnels de la santé ne connaissaient pas les cinq clés de l'OMS pour des aliments plus sûrs et la réglementation n'est pas appliquée. La salubrité et la sécurité sanitaire des aliments avaient été décriées. Les vendeurs de nourriture côtoyaient quotidiennement les déchets liquides et solides provenant des maisons aux alentours du marché et qui sont déversés dans la nature ou raccordés aux caniveaux à ciel ouvert passant devant les maisons et constituant des nids de moustiques, de mouches et d'asticots.

Conclusion : L'hygiène des aliments est déterminée par les comportements et les habitudes de vie des vendeurs, les environnements (physique et social), la position socio-économique (éducation, emploi, revenu mensuel). Tout ceci est entretenu par le contexte socio-économique et politique à travers la gouvernance et les politiques publiques. Des interventions de promotion de la santé doivent être entreprises pour promouvoir l'hygiène des aliments.

Mots clés: Hygiène des aliments, aliments directement consommables, marché, Arzèkè, Parakou

ABSTRACT

Introduction: The search for subsistence and the need to eat daily in the workplace obliges Arzeke market workers to consume food immediately available to them. Dissatisfaction with food hygiene sometimes forces them to self-medicate to prevent gastric and intestinal disorders. The aim of this study was to study "Food hygiene directly consumable at Arzeke market in Parakou in 2018''.

Method: This was a descriptive cross-sectional observation study for analytical purposes (community based participatory research) that was conducted from 1st to 22 th February 2019. It includes data from a triangulation of various qualitative methods. Observations (food vending environment and their living environment), individual interview and semi-structured focus group discussions were carried out. Fourteen voluntary food vendors, ten voluntary consumers were chosen and nine actors of different sectors (health professionals) were identify for study.

Results: All vendors, consumers and health professionals did not know WHO's five keys to safer food and low were not apply. Food safety had been criticized. Food vendors rubbed shoulders daily with liquid and solid waste from houses around the market that are dumped into the wild or connected to open-air gutters running past houses and forming nests of mosquitoes and flies.

Conclusion: Food hygiene is determined by behaviors and lifestyles of vendors, the environments (physical and social), the socio-economic position (education, employment, monthly income). All this is sustained by socio-economic and political context through governance and public policies. Health promotion interventions must be undertaken to promote food hygiene.

Key words: Food hygiene, food hygiene directly consumable, market, Arzeke, Parakou